LA PRESCRIPCIÓN DE DIOS

para la DEPRESIÓN y la ANSIEDAD

DR. JAMES P. GILLS

CASA
CREACIÓN

La mayoría de los productos de Casa Creación están disponibles a un precio con descuento en cantidades de mayoreo para promociones de ventas, ofertas especiales, levantar fondos y atender necesidades educativas. Para más información, escriba a Casa Creación, 600 Rinehart Road, Lake Mary, Florida, 32746; o llame al teléfono (407) 333-7117 en Estados Unidos.

La prescripción de Dios para la depresión y la ansiedad
por Dr. James P. Gills
Publicado por Casa Creación
Una compañía de Charisma Media
600 Rinehart Road
Lake Mary, Florida 32746
www.casacreacion.com

Traducido por: Madeline Díaz
Diseño de la portada: Justin Evans
Director de Diseño: Justin Evans

Originally published in the U.S.A. under the title: *God's Rx for Depression and Anxiety*
Published by Charisma House, A Charisma Media Company, Lake Mary, FL 32746 USA

Library of Congress Control Number: 2019937575
ISBN: 978-1-62999-445-1
E-book ISBN: 978-1-62999-446-8

Este libro no tiene el propósito de brindar consejo médico ni de tomar el lugar del consejo médico o del tratamiento de su médico personal. Se les aconseja a los lectores que consulten a sus propios médicos o a otros profesionales de la salud certificados con respecto al tratamiento de sus problemas médicos. Ni la editorial ni el autor tiene responsabilidad alguna por cualquier posible consecuencia de algún tratamiento, acción o aplicación de medicamento, suplemento, hierba o preparación para cualquier persona que lea o siga la información de este libro. Si los lectores están tomando medicamentos por prescripción deberán consultar con su médico y no dejar de tomar sus medicamentos ni comenzar a tomar suplementos sin la supervisión adecuada de un médico.

Algunos fragmentos de este libro fueron publicados anteriormente por Creation House como *Believe and Rejoice* [Crea y regocíjese], ISBN 0-88419-947-9, copyright © 2007.

Este libro es una traducción al español de *God's Rx for Depression and Anxiety*, copyright © 2019 por el Dr. James P. Gills, publicado por Siloam, una empresa de Charisma Media. Todos los derechos reservados.

Aunque el autor hizo todo lo posible por proveer teléfonos y páginas de internet correctas al momento de la publicación de este libro, ni la editorial ni el autor se responsabilizan por errores o cambios que puedan surgir luego de haberse publicado. Además, la editorial no tiene control ni asume responsabilidad alguna por páginas web y su contenido de ya sea el autor o terceros.

Impreso en los Estados Unidos de América
19 20 21 22 23 * 5 4 3 2 1

CONTENIDO

PREFACIO

L A PREMISA DE este pequeño libro es la dinámica profunda del amor divino de Dios, que busca una «relación de todo corazón» con la humanidad desde el principio de los tiempos. A través de las Escrituras se revela el propósito divino de su corazón amoroso: Dios creó al hombre para disfrutar de la comunión con Él por toda la eternidad. El Catecismo Menor comienza con esta premisa: «El fin principal del hombre es el de glorificar a Dios, y gozar de él para siempre».[1] En su esencia, el mensaje de toda la Biblia es que la humanidad fue creada para disfrutar de una relación de todo corazón con el Creador, la cual se caracterizaría por su divina paz, gozo y descanso para el cuerpo, la mente y el espíritu.

No fuimos creados solo con la necesidad del descanso físico, sino también del descanso divino; es decir, de la armonía del espíritu, el alma y el cuerpo como resultado de disfrutar de una relación íntima con Dios. El enfoque dirigido a Dios de la profunda amistad de la humanidad con su Creador es la verdadera fuente de todo gozo, paz y plenitud. Este bienestar sobrenatural de los creyentes se enseña a lo largo del Antiguo y el Nuevo Testamento. Dios le habló a su pueblo a través del profeta Isaías.

> Este es el reposo; dad reposo al cansado; y este es el refrigerio; mas no quisieron oír.
>
> — ISAÍAS 28:12

Usted fue creado para vivir en una relación íntima con Dios el Padre, Dios el Hijo y Dios el Espíritu Santo. Luego, la tragedia del pecado entró en la raza humana y causó una separación entre la humanidad y su Creador. Sin embargo, Dios planeó la solución

vii

para esa separación antes de que incluso creara a la humanidad. Las Escrituras enseñan que Cristo, nuestro Salvador, constituyó el «Cordero que fue inmolado desde el principio del mundo» (Apocalipsis 13:8). El perdón del pecado está disponible para cada alma que acude con fe a Cristo, la única fuente verdadera de nuestra paz. Solo Él puede calmar la ansiedad de nuestra humanidad. Recibir esa profunda paz de Dios transformará el corazón y la mente de cada persona que lo busque. Él le ofrecerá la tranquilidad de una vida caracterizada por el descanso en su redención.

La redención a través de Cristo nos permite restablecer la relación de todo corazón con Dios para la cual fuimos creados. Él es el remedio para la depresión, la ansiedad y otras emociones negativas que afectan a muchas vidas en mayor o menor grado. Es al cultivar esta relación de corazón que comenzamos a experimentar su profundo amor por nosotros.

Tal vez podamos entender mejor esta profunda realidad espiritual de descansar en su redención a partir de una conversación que tuve con mi amigo Jamie Buckingham. Él acababa de enfrentar una seria batalla contra el cáncer. Nos encontrábamos caminando por la playa y me percaté de que estaba más callado de lo normal. Suponiendo que se sintiera mal por los tratamientos, le pregunté si todo estaba bien.

—Nunca me he sentido mejor. Y mi relación con mi esposa está mejor que nunca —respondió Jamie.

—Pero acabas de pasar por una grave crisis de salud —le dije—. Sería perfectamente normal estar luchando justo en este momento. ¿Cómo puede la vida ser tan buena como dices?

—Porque he llegado al lugar donde están solo Jamie y Jesús —replicó pensativo—. Se trata solo de Jamie y Jesús.

Esa constituye una visión profunda de la vida espiritual de un alma redimida que estaba descansando en la redención de Cristo. Cuando solo se trata de usted y Dios, las distracciones estrepitosas de la vida se van desvaneciendo a medida que sus verdaderas prioridades se vuelven tan claras como el cristal. Usted deja de perder el tiempo cumpliendo con las formalidades y se concentra en lo que realmente importa. Vive una vida cristiana auténtica en lugar de «representar el papel» de un cristiano. Su vida se convierte en un verdadero reflejo de la gracia y el carácter amoroso de nuestro Señor. Como resultado, experimenta una paz que nunca antes ha conocido, y su corazón en realidad se hace eco de las palabras del compositor de himnos Horatio Spafford: «Estoy bien con mi Dios». Desafortunadamente, esa no ha sido la experiencia diaria de muchos cristianos. Ellos no han comprendido o no han hecho uso de este verdadero descanso disponible para cada creyente en Cristo.

Hacer de la relación con Dios la prioridad de nuestra existencia y establecer una comunión íntima con Él constituye un viaje de toda la vida. Como cualquier relación humana, esta relación divina requiere pasar tiempo con Él y aprender a recibir y a devolverle su amor. De forma lamentable, no todos los creyentes le han dado a su relación con Jesús esta prioridad ni la han convertido en el enfoque diario de sus vidas. Como resultado, intentan trabajar para Él con sus propias fuerzas, y muchos se cansan e inquietan debido a las complejidades de la vida que encuentran.

Si usted desea experimentar alivio de la depresión, la ansiedad y otras emociones negativas que lo llenan de intranquilidad y angustia, lo invito a abrir su corazón y su mente al descanso, la paz y la alegría de Dios que solo se encuentran al cultivar una relación de todo corazón y una comunión íntima con Él. A medida que se adentre en la verdad revelada de este misterio maravilloso del amor de Dios por usted, puede parecerle demasiado bueno para ser cierto. Eso es porque el amor de Dios es diferente a todo lo que este mundo tiene para ofrecer. Una vez que empiece a abrazar este enfoque hacia Dios, será incapaz de disfrutar de cualquier placer o amor menor y temporal; solo deseará saborear más profundamente la maravilla divina que ha descubierto al descansar en su redención.

— Dr. James P. Gills

INTRODUCCIÓN

UCHAS PERSONAS SUFREN el dolor de la depresión y la ansiedad. Su lucha con estas emociones negativas es muy real y puede resultar devastadora para su tranquilidad e incluso para su salud. Como cristianos, somos llamados a hacer nuestro mejor esfuerzo para calmar a quienes luchan con pensamientos negativos o ansiosos y a brindarles el mayor consuelo posible. Sin embargo, para algunas personas, esta lucha va más allá de la necesidad de apoyo. Ellos se encuentran atrapados en una espiral descendente de una tristeza paralizante, e incluso las preocupaciones comunes de la vida cotidiana los abruman con la ansiedad.

Quizás conozca a alguien que lucha contra la depresión y la ansiedad. Tal vez ese alguien sea usted mismo. ¿Se siente incapaz de pensar con claridad, dormir tranquilo o actuar sabiamente? ¿Incluso los problemas comunes de la vida diaria lo abruman? Le recomiendo que busque la ayuda de un consejero profesional o hable con su médico. Este tipo de emoción negativa puede impregnar su ser interior, afectando sus pensamientos, actitudes y acciones. Si no se trata, usted puede sufrir en lo emocional, físico e incluso espiritual.

Este libro que tiene en sus manos no pretende ser un tratamiento inmediato para el tipo de depresión grave que se acaba de describir. ¡Está escrito para ayudarlo a comprender que Dios nunca quiso que viviera de esta manera! ¡Él quiere llenar su vida de paz y alegría! Libros como este pueden ser una fuente significativa de fortaleza y ánimo, mostrando cómo su vida puede llenarse de alegría a medida que aprende a descansar en el amor redentor de Dios.

Dicho de modo sencillo, Dios nos ama. Él es Aquel que nos salva

1

del pecado y sus efectos devastadores. Él es nuestra fuente de paz para el cuerpo, la mente y el espíritu. Esa es la esencia del caminar cristiano. Aprender a tener comunión regularmente con Dios como nuestro Salvador sana nuestra alma y nuestro espíritu mientras recibimos el amor divino que Él siente por nosotros. Disfrutamos del sentimiento de sosiego de su vida divina en nuestro interior. Oswald Chambers dijo que toda oración que no se base en descansar en su redención es una tontería.[1] En otras palabras, aunque usted puede estar orando externamente, esto no tiene ningún efecto si su hombre interior no está aprendiendo a descansar en la verdadera comunión con Dios. Simplemente está cumpliendo con las formalidades religiosas. El apóstol Pablo explica los efectos de estas motivaciones internas equivocadas en su primera carta a los corintios.

> Si yo hablase lenguas humanas y angélicas, y no tengo amor, vengo a ser como metal que resuena, o címbalo que retiñe [...] y si tuviese toda la fe, de tal manera que trasladase los montes, y no tengo amor, nada soy. Y si repartiese todos mis bienes para dar de comer a los pobres, y si entregase mi cuerpo para ser quemado, *y no tengo amor*, de nada me sirve.
>
> — 1 Corintios 13:1-3, énfasis añadido

En el análisis final, no tenemos nada si no poseemos el amor de nuestro Redentor Creador, el Señor Dios. Y su amor es todo lo que necesitaremos por siempre. Considere la maravilla de que el Dios que puso en movimiento el universo también se preocupe por las necesidades diarias de cada una de nuestras vidas. Y todo lo que tenemos que hacer es confiar en la obra del Salvador en la cruz, aceptar que controle nuestra vida, reconocer su majestad y grandeza, creer en sus promesas, y aprender a vivir en una relación amorosa con Él. En esa relación divina encontraremos gozo y una paz que supera toda comprensión humana. La comunión con el Señor resucitado es nuestra alegría diaria; es la fuente de nuestra fortaleza en todo lo que hacemos. ¿Cómo podemos sentirnos de otra manera que no sea feliz cuando experimentamos una relación cercana con el Creador del universo, disfrutando de su paz y su presencia para siempre? Cuando creemos en Él y nos entregamos a su voluntad, nuestros corazones están llenos de un espíritu alegre.

Debemos hacer todas las cosas que hacemos porque *hemos recibido* el amor de Dios, no para *obtener* el amor de Dios. Las Escrituras enseñan que, como creyentes, «somos hechura suya, creados en Cristo Jesús para buenas obras, las cuales Dios preparó de antemano para que anduviésemos en ellas» (Efesios 2:10). Mientras caminamos en una relación con Él, realizando la obra que Dios nos da para hacer, habrá un derramamiento natural de su gozo divino en nuestros corazones.

Estas cosas os he hablado, para que mi gozo esté en vosotros, y vuestro gozo sea cumplido.

— JUAN 15:11

Como el Padre me ha amado, así también yo os he amado; permaneced en mi amor.

— JUAN 15:9

Debemos aprender a permanecer en su amor y hacer todo debido al amor de Dios por nosotros y a nuestro amor por Él. La oración de Pablo por los efesios demuestra este principio:

...para que habite Cristo por la fe en vuestros corazones, a fin de que, arraigados y cimentados en amor, seáis plenamente capaces de comprender con todos los santos cuál sea la anchura, la longitud, la profundidad y la altura, y de conocer el amor de Cristo, que excede a todo conocimiento, para que seáis llenos de toda la plenitud de Dios.

— EFESIOS 3:17-19

El ministro escocés Henry Scougal escribió que no podemos tener este verdadero gozo de Dios hasta que le hayamos entregado todo —nuestras necesidades, nuestros deseos, nuestra ira, nuestro resentimiento y nuestra amargura— a Él.[2] El teólogo y evangelista del siglo dieciocho, Jonathan Edwards, describió esta profunda entrega de nuestras vidas a Dios como los «afectos religiosos» de la gracia.[3] Con eso quiso decir que no solo nos hemos entregado; nuestros corazones están comprometidos fervientemente a alabar y adorar a Dios debido a que su Palabra ha venido a nosotros con poder y creemos en Él.

La Biblia nos enseña que Dios quiere nuestra alabanza debido a que hemos recibido su salvación y disfrutamos de una comunión con Él. Y entonces somos transformados. Cuando estamos llenos de estos «afectos sagrados», la vida ya no es una búsqueda infinita de significado. Nos entregamos, poniendo el enfoque de nuestras vidas en Dios y su adoración. Estamos llenos de la presencia divina. Ciertamente, debemos descansar en su redención, o nunca podremos adorarlo y amarlo por completo. Nunca tendremos una existencia del todo feliz a menos que lo adoremos con un corazón lleno de gratitud por su redención, un corazón que cree fervientemente en su bondad.

Creer en las promesas de Dios, no solo intelectualmente, sino con una fe real de nuestro ser interior, ha sido el catalizador para transformar las vidas de millones de personas y naciones enteras. Ese tipo de fe reevalúa todo sobre nosotros y cambia nuestra vida.

Cuando alabamos a Dios con gratitud por su amor y poder redentor, nos llenamos de alegría. Esa alegría nos fortalece en la vida diaria, nuestro servicio y nuestro trabajo para Él. Cuando no tenemos la alegría de Dios, el día se vuelve muy largo y somos menos efectivos. Cuando tenemos su alegría, el día resulta fácil.

Debemos examinarnos diariamente y asegurarnos de que estamos recibiendo su Palabra y descansando en su amor. Debemos confiar en Dios y descansar en su control, permitiendo que nuestra relación con Él gobierne nuestra vida. Cuando descansemos en su presencia, no lucharemos con Él para tener el control. Entonces, una vez que nuestros corazones se entregan a Él con fe, naturalmente nos llenamos de alegría. Tal alegría no es algo que podamos producir nosotros mismos. Esta tiene lugar solo porque Dios está obrando en nosotros y creemos en Él. Dios está a cargo, y nuestra relación con Él se encuentra en orden a través de nuestra entrega a sus planes amorosos para nuestras vidas.

¡La vida es demasiado corta para no estar llena de alegría! La vida es demasiado corta para sentir envidia o celos de los demás. Es demasiado corta para estar enojados o resentidos. Es demasiado corta para guardar rencor. Es demasiado corta para preocuparse por los bienes materiales y quedar atrapados en la búsqueda del estatus o las posesiones. Es demasiado corta para hacer otra cosa que no sea confiar en Dios, adorarlo y permitir que su alegría llene nuestra vida.

Lo invito a explorar en estas páginas cómo usted puede descansar en la redención divina, creer en Dios, adorarlo y disfrutar de Él por siempre… ¡para así tener una vida llena de gozo en Él!

CAPÍTULO 1

EL TRATAMIENTO DE DIOS **PARA LAS EMOCIONES NEGATIVAS**

Por esta causa doblo mis rodillas ante el Padre de nuestro Señor Jesucristo, de quien toma nombre toda familia en los cielos y en la tierra, para que os dé, conforme a las riquezas de su gloria, el ser fortalecidos con poder en el hombre interior por su Espíritu.

—EFESIOS 3:14-16

LOS SERES HUMANOS son mucho más que aglomeraciones de tejidos y los resultados de nuestro trabajo. No somos simplemente entidades físicas, como los bacalaos y los abetos. Somos seres físicos, mentales, emocionales y espirituales. Se ha demostrado que la integridad y el equilibrio a nivel mental y espiritual afectan la capacidad de nuestro cuerpo para sanar físicamente. Además, como productos del Creador que piensan y sienten, tenemos necesidades de hallar la sanidad mental y espiritual cuando el equilibrio se ha perdido en esas áreas. ¿Qué se requiere para esta sanidad de la mente y el espíritu? ¿Cuáles son las formas de buscar la alineación para ser sanados? ¿Cuál es la *prescripción de Dios* para la sanidad interior?

La Palabra de Dios nos dice que nuestra mente deben ser transformada y alineada a través de Cristo para que seamos receptores de todas las promesas divinas que Él nos ha proporcionado en nuestra redención (Romanos 12:1-2). Se requiere nuestra entrega total a fin de participar en esta integración de la Divinidad a todo lo que somos:

cuerpo, alma y espíritu. Debemos consagrarnos a Él, declarando: «No se haga mi voluntad, sino la tuya» (Lucas 22:42). Esta negación del yo nos presenta ante Dios como destinatarios santos, agradables y disponibles de todo lo que Él es. Pone a nuestra disposición una vida de sanidad continua —salud e integridad— tanto espiritual como físicamente. Dios nos creó para estar unidos a Él en armonía a fin de que nuestras vidas funcionen sin problemas. Su propósito principal al crear a la humanidad fue atraernos a la comunión con Él.

Cuando hablamos de salud física y sanidad, nos referimos a mantener o recuperar el equilibrio necesario para la salud mediante el cumplimiento de las reglas generales que dicta el diseño del cuerpo. Físicamente, usted se alinea con el propósito de Dios al aceptar la administración de su templo, en el cual Él morará. Cuando hablamos de equilibrio en el corazón y la mente, podemos pensar en ello como si se tratara de una realineación; es decir, para prosperar, debe volver a la conformidad y la obediencia en lo que respecta a los principios y preceptos espirituales por medio de los cuales fue creado. Este es el camino hacia la sanidad. Una vez que esto se logra, usted puede ser restaurado al diseño de Dios y su plan.

Espiritualmente debemos tener al Espíritu Santo de Dios reinando en cada parte de nuestro ser. A medida que le entregue su vida a Él continuamente, lo guiará a toda verdad (Juan 16:13). Él le enseñará a tener «la mente de Cristo» (1 Corintios 2:16), mostrándole cómo permanecer positivo y esperanzado y a regocijarse constantemente con grandes sentimientos de agradecimiento. Y cuando usted se enfoque en la vida eterna en lugar de en la existencia temporal, el Espíritu Santo le mostrará cómo mantenerse alineado con Dios y sus propósitos (2 Corintios 4:16-18). La sanidad *interna* implica la sanidad de la mente y el espíritu. El cuerpo también se fortalece a través de la curación de su mente y su espíritu.

Mente y cuerpo, cuerpo y mente
El corazón alegre constituye buen remedio; mas el espíritu triste seca los huesos.

— Proverbios 17:22

El rey Salomón nos muestra en este proverbio que él comprendió el requisito para la salud y la sanidad; y esto implica la totalidad del cuerpo, la mente y el espíritu. Intuitivamente somos conscientes de que no constituimos seres divididos en cerebro, cuerpo y espíritu, sino que cada uno de ellos está conectado, cada uno es parte de una singularidad y tienen influencia mutua. Sin embargo, esas influencias son más profundas de lo que podemos saber. La ciencia ahora mismo está resolviendo los detalles de la profundidad de las relaciones entre el cerebro, el cuerpo y el espíritu de los seres humanos. Por ejemplo, la investigación indica que el dolor emocional activa las mismas partes del cerebro que el dolor físico.

Algunas enfermedades sanan bajo las energías de los sistemas del cuerpo. Algunas requieren la intervención médica, mientras que la curación de otras se puede lograr a través de cambios en la dieta, el ejercicio y el estilo de vida. Y otras enfermedades también pueden atribuirse al estado mental y espiritual de la persona. Las emociones errantes, los miedos y las ansiedades son capaces de matar. A la inversa, la realineación de su ser interior puede ayudarlo en su bienestar general y su salud física.

Numerosos estudios han señalado la importancia de la conexión entre la mente y el cuerpo. Se nos informa cada vez más sobre el papel de la depresión, la soledad, la infelicidad, el miedo y la ira en el desarrollo y la prolongación de enfermedades como el cáncer, las afecciones cardíacas, la diabetes y el asma.[1]

La *mente* tiene que ver con la gama completa de funciones mentales «relacionadas con el pensamiento, el estado de ánimo y la conducta intencional. En general, se considera que la mente se deriva de las actividades en el cerebro, pero que muestra propiedades emergentes, como la conciencia».[2]

Habitualmente pensamos que la mente está centrada en el cerebro. La investigación científica en realidad indica que nuestros pensamientos y sentimientos influyen en el cuerpo a través de dos canales principales: el sistema nervioso y el sistema circulatorio.[3] El cerebro, como centro del sistema nervioso, envía y recibe impulsos eléctricos de cada parte del cuerpo. Usted puede mover un dedo siguiendo las instrucciones del cerebro, y ese dedo también le «dice» a su cerebro, a usted, que ha golpeado algo que le causa dolor. Significativamente, con sus terminaciones nerviosas en la médula ósea (el lugar de nacimiento de las células blancas), el cerebro influye en el poderoso sistema inmunológico. Además, su cerebro es una glándula que secreta hormonas que afectan todo el sistema endocrino.

La profundidad total de la conexión entre la mente y el cuerpo sigue siendo un misterio; sin embargo, todos los médicos conocen la realidad del efecto placebo. Un placebo es una sustancia inerte y prácticamente inútil (una pastilla de azúcar, si se quiere) administrada en ocasiones a un paciente (de manera habitual en ensayos para nuevos medicamentos) bajo el pretexto de que constituye un medicamento poderoso que mejorará directamente su condición. Los resultados de la administración de placebos han demostrado una mejoría o «curación» en números estadísticamente significativos de pacientes. Del mismo modo, al enterarse de que su «medicina» no resultaba ser lo que creían que era, algunos pacientes han experimentado una reversión a su enfermedad original. No hay explicación para esto aparte de la influencia del pensamiento y los sentimientos en la totalidad de la persona. Con seguridad ha escuchado el adagio: «Usted es lo que come». También es cierto que uno es lo que piensa.

Estas implicaciones son tan marcadas que algunos se refieren a ellas como la «biología de la creencia».[4] Es en estas misteriosas interacciones que el *cuerpo*, con sus fortalezas y debilidades; el *cerebro/mente*, con sus pensamientos, sentimientos y conciencia; y la confianza *del espíritu* y la comunión de amor con el Dios Creador se unen.

Esta creación compleja que es la humanidad ha sido planeada y colocada dentro de ti por designio. Sin embargo, no se trata simplemente de una combinación de biología y psicología. Como afirma el Dr. Daniel Fountain, la sanidad también tiene que ver con la fe. «La obediencia a las enseñanzas de Cristo y el poder liberador del Espíritu Santo pueden resultar en una curación que va más allá de la que produce la medicina, la cirugía y la psicología».[5]

DEPRESIÓN, ANSIEDAD, MIEDO

Algunos profesionales han determinado que la personalidad es un factor importante tanto en el surgimiento como en la curación del cáncer. Las personalidades susceptibles al cáncer tienden a suprimir las emociones tóxicas como la ira. Además, tienden a soportar sus cargas en la vida solos, en lugar de buscar el consuelo de los demás.

Con frecuencia, también son incapaces de lidiar con el estrés. Ahora se sabe que el estrés suprime el sistema inmunológico, y lo hace de manera más efectiva y también abrumadora en las personas susceptibles al cáncer.[6]

La depresión, la soledad, el miedo y la ansiedad contribuyen a nuestras enfermedades y desempeñan un papel en la eficacia de nuestros protocolos de curación. Sin embargo, no necesitan hacerlo. El estrés induce una respuesta al estrés. La respuesta al estrés implica cambios en el cuerpo cuando un individuo experimenta un desafío o una amenaza. Mientras mayor es la amenaza percibida, más intensa y completa es la respuesta. Un punto importante en extremo aquí es que los efectos de la respuesta al estrés son equivalentes, ya sea que la amenaza resulte real o simplemente imaginaria.[7]

La mayoría de nosotros nos preocupamos con frecuencia por cosas que en realidad no son exactamente como parecen ser. Nos imaginamos muchas cosas, y hacemos montañas de un grano de arena. Las personas que sufren de depresión a menudo experimentan la ansiedad que la acompaña. Pueden experimentar ataques de pánico y muchas otras manifestaciones físicas de las emociones abrumadoras con las que están lidiando. La preocupación, la ansiedad y el miedo exageran nuestras enfermedades físicas e impiden nuestra curación. Discuto esto con mayor grado de detalle en otro libro de esta serie llamado *La prescripción de Dios para el miedo y la preocupación*.

Hay un temor que resulta de una falta básica de confianza en Cristo. Tal temor es el pecado. Cuando usted actúa con una falta de confianza en Cristo, se convierte en un individuo ansioso, confundido, preocupado, deprimido y generalmente miserable. No obstante, a medida que crece en la gracia en su relación de corazón con el Señor, es de esperar que llegue a comprender que la fe simple, confiada y perdurable que experimenta en su presencia no puede ser fácilmente alterada. El miedo, la ira, la amargura y un sentimiento subyacente de inseguridad suelen ser señales de que en algún momento a lo largo del camino dejó de confiar en su fe en Dios y eligió confiar en sus propias habilidades, tratando de gobernarse a usted mismo de forma independiente.

En contraste, Oswald Chambers dijo: «La *fe* es la confianza deliberada en el carácter de Dios, cuyas formas de actuar tal vez usted no pueda entender en ese momento».[8] Dónde y en quién nuestra fe se establece es algo que se revela cuando la condición de nuestra alma queda al descubierto por la embestida de los problemas de la vida. Si nuestra fe está cimentada en Dios, nuestra alma permanece aferrada a Él incluso en medio de los truenos y las tormentas de la vida. Si permanecemos en Él, las tormentas de la vida no nos abrumarán; en cambio, si somos los únicos responsables de nuestro propio bienestar, nos sentiremos atrapados por el miedo cuando algo que excede *nuestra* capacidad para resolverlo invade nuestra vida. ¡Esos son tiempos en los que la fe en la soberanía de Dios constituye un gran bálsamo para el alma!

Incluso los temores pequeños que no se controlan pueden convertirse en un trauma paralizante. En primer lugar, se considera que el miedo se genera a partir de seis categorías generales: pobreza, crítica, pérdida de amor, enfermedad, vejez y muerte. Además, el miedo se apodera de una persona que lucha con los trastornos mentales. Este tipo de miedo puede aterrorizar a la mente y paralizar las emociones hasta el punto de que uno se encuentra atado por la culpa, la desesperación y los ataques crónicos de ansiedad. En lugar de ser productivo, la pérdida de confianza en las habilidades hace que uno se sienta disgustado. Este estado de ánimo puede llevar a ser paranoico. Una fobia es lo que resulta cuando el miedo y la razón no se mantienen en contacto. Una fuente adicional de miedo, si fuera posible separar el miedo en tipos, es el miedo físico. El miedo físico puede impedir que los órganos del cuerpo funcionen como Dios tenía previsto. Tener miedo «físicamente» es un sentimiento terrible.

La Palabra de Dios está llena de promesas sobre una vida en paz, sin temor. El salmista dijo: «No temeré mal alguno, porque tú estarás conmigo» (Salmos 23:4). David no estaba libre del miedo debido a que *no hubiera* mal que temer. La vida de David estuvo en peligro muchas veces mientras cuidaba las ovejas de su padre y durante los años en que el rey Saúl intentaba matarlo. Sin embargo, aprendió pronto que Dios era su protector: «Tú estarás conmigo». Siempre habrá razones reales y genuinas para sentir miedo, pero podemos declarar con David: «No temeré mal alguno, porque tú estarás conmigo».

Esto no significa que el cristiano nunca sufrirá un daño físico de ningún tipo. No, pero existe una libertad del miedo físico cuando nuestra confianza se basa en Dios y su Palabra. El apóstol Juan dijo: «Dios es amor» y «El perfecto amor echa fuera el temor» (1 Juan 4:16, 18). Una confianza que descansa en la sabiduría y el amor de Dios produce una confianza perdurable en Aquel que tiene nuestros mejores intereses en mente. Al cultivar una relación íntima de comunión con nuestro Señor, el Espíritu Santo nos da la mente de Cristo. El apóstol Pablo confirmó esto cuando exhortó a los creyentes: «Haya, pues, en vosotros este sentir que hubo también en Cristo Jesús» (Filipenses 2:5).

A veces pensamos que Cristo, a quien se le llama el Príncipe de Paz (Isaías 9:6), no puede relacionarse con los sentimientos negativos que sufrimos en nuestra vida. Sin embargo, en el huerto de Getsemaní, Jesús dijo: «Mi alma está muy triste, hasta la muerte» (véase Mateo 26:38). La Escritura dice que se postró sobre su rostro. Esta es la escena de un Jesús abrumado, agonizante y luchando en medio del conflicto. El libro de Hebreos describe bien la escena: «En los días de su vida mortal, Jesús ofreció oraciones y súplicas con fuerte clamor y lágrimas al que podía salvarlo de la muerte» (Hebreos 5:7, NVI). Él realmente era un «varón de dolores, hecho para el sufrimiento» (Isaías 53:3). ¿Es de extrañar que nos invite a su presencia? (Véase Mateo 11:28-29.) Él quiere librarnos del miedo, la tristeza y el dolor y llenarnos de su amor divino, el cual resulta en nuestra paz, gozo y descanso en su redención.

No necesitamos vivir con miedo, ansiedad y sumidos en la depresión. Nuestro nivel de miedo es, en última instancia, una referencia de lo estrecha que resulta nuestra amistad con Dios. ¡Cuando Dios dice que nunca nos dejará o abandonará, lo dice en serio! Una querida paciente ya anciana vino a mi oficina hace unos años. Después de su tratamiento ella compartió su testimonio.

Su familia griega primero emigró a los Estados Unidos en mayo de 1947, después de la guerra. Aunque eran de ascendencia griega, habían estado viviendo en Francia y sufrieron mucho durante los años de guerra. La familia se estableció aquí en Tarpon Springs, Florida, donde vive una gran comunidad griega. Ella era griega, pero solo hablaba francés. Resultaba difícil estar en un país de habla inglesa, viviendo entre familiares lejanos que se comunicaban en griego. Las condiciones eran muy difíciles para su familia, porque tenían que empezar de nuevo financieramente. Ella comentó: «Aunque al principio vivíamos en el garaje de alguien, no nos importaba que fuésemos tan pobres, ya que finalmente estábamos en una tierra de libertad. Mis hermanas y yo teníamos trabajo durante el día e intentamos ir a la escuela de idiomas por la noche. Los tiempos eran muy difíciles. Me enfermé».

Todo su estrés afectó su salud. Ella contrajo tuberculosis y fue internada en un sanatorio cerca de Tampa, Florida. «Me sentía muy, muy sola allí. Fue difícil, pero el Señor estaba muy cerca de mí. Un misionero vino al sanatorio y habló sobre el Señor. Eso me consoló».

Cuando finalmente fue dada de alta del sanatorio, como era la única hija soltera, tuvo el deber de cuidar de su madre moribunda. Su madre había sido la fuente de fortaleza de la familia durante la guerra, mientras se aclimataban a un nuevo país y durante su larga enfermedad. «Cuando mi madre murió, lloré y lloré y lloré. No podía dejar de llorar. Después de que todos los miembros de la familia volvieron a sus hogares, cerré las cortinas de la casa de mi madre y me senté llorando día y noche. Mi familia intentó que saliera, pero me quedé sentada en la oscuridad y lloré. ¿Cómo podría seguir adelante sin mi madre?».

Sin embargo, el Señor no la abandonó durante este tiempo oscuro y solitario. Se acordó de la Biblia griega que le habían dado. Y aunque todavía estaba aprendiendo griego, comenzó a leerla de principio a fin. Ella dijo:

> La lectura transcurría muy lenta. Mientras luchaba para leer línea tras línea y párrafo tras párrafo, una Luz comenzó a ayudarme a entender lo que estaba leyendo: era el Espíritu Santo. La Palabra de Dios resultaba como el alimento para mí. Me despertaba en medio de la noche. Leía, leía, leía y leía, todo el tiempo. No digo que lo entendí todo, ya que estaba en griego, y el idioma de mi infancia era el francés. Pero leí y leí y leí. Leí todo el tiempo. Ahora ya he leído mi Biblia muchas veces. No siempre tengo el lenguaje adecuado para explicárselo a los demás, pero amo mi Biblia. La leí, la leí y la leí [...] La leí de principio a fin, entonces un día

abrí las persianas y comencé a dejar entrar la luz del sol en la casa de nuevo. La pesada depresión se alejó de mí. Yo amaba mi Biblia. Dios nunca me ha fallado ni siquiera en las otras enfermedades que he padecido a través de los años. Él está siempre conmigo durante mi lectura de su Palabra. Él siempre viene a mí. Ahora vivo sola, pero nunca estoy realmente sola. Dios siempre está cerca.

La Palabra de Dios les ofrece ánimo, paz divina y vida a todos los que la leen sinceramente, buscando conocer a Dios. A medida que usted renueva su vida de pensamiento con su Palabra, siéntase animado por el hecho de que será libre de la depresión y la ansiedad. Dios lo llenará de gozo y una paz que sobrepasa su entendimiento (Filipenses 4:7). En su sabiduría, Dios nos ha proporcionado muchas maneras de deshacernos de las emociones negativas a medida que cultivamos nuestra relación íntima con Él.

La ciencia médica ha descubierto algunos de los poderes de sanidad innatos que Dios colocó dentro de nuestro ser, los cuales, cuando se liberan adecuadamente, ayudarán a nuestra curación. Debemos recordar que toda sanidad viene de Dios. Él es la fuente suprema para el bienestar de nuestros cuerpos, mentes y espíritus. Y Dios nos enseñará a caminar en plenitud con Él a medida que entregamos nuestras vidas continuamente a su amor.

TRATANDO CON LAS EMOCIONES NEGATIVAS

La depresión, la ansiedad y el miedo son asesinos. La evidencia de esta conclusión es grande y va en crecimiento entre los profesionales médicos. El manejo de estas emociones negativas resulta esencial para su bienestar. Algunas personas buscan consuelo en la relación con otras, y algunas en la compañía de mascotas. Sin duda, estas «búsquedas» de consuelo pueden tener efectos positivos en su salud emocional. Algunos también encuentran ayuda en su participación en un número creciente de «terapias», como la terapia del arte (aprender y practicar arte). El ejercicio físico puede ser la mejor manera de disminuir el estrés no deseado. Estas son formas prácticas en que las personas pueden ayudarse a controlar las emociones negativas.

Sin embargo, sin el poder sanador de Dios obrando en su cuerpo, alma y espíritu, estas terapias prácticas no erradicarán de manera efectiva la profunda confusión interna que causa las reacciones emocionales negativas. La Biblia enseña que resulta imperativo permitir que nuestras mentes sean renovadas por las verdades eternas que contienen las Escrituras.

A medida que leemos la Palabra y aprendemos cuánto Dios nos ama y desea sanarnos, nuestros pensamientos llenos de fe tienen un efecto transformador en nuestro bienestar emocional. El apóstol Pablo instruyó a los creyentes: «Todo lo que es verdadero, todo lo honesto, todo lo justo, todo lo puro, todo lo amable, todo lo que es de buen nombre [...] en esto pensad» (Filipenses 4:8). El Espíritu Santo obra en nuestros corazones y mentes para purificarnos de los pensamientos malos y restaurar la paz y la alegría en nuestra vida.

SANIDAD MENTAL

Se ha observado que la desesperanza engendra insensatez, o podríamos decir *desequilibrio*. Y para experimentar la salud mental, debemos caminar con la fe y la razón en equilibrio. El equilibrio se deriva de un entendimiento y una apreciación de la sabiduría del Creador. Sin la conciencia y el aprecio, algunas personas buscan escapar de la tribulación con sustancias y comportamientos dañinos. Con frecuencia se cree que el retiro mental hacia compulsiones y adicciones autodestructivas ofrece respuestas y descanso. Eso es un error. Más bien, estos comportamientos solo complican las cosas y nos alejan aún más de la persona que Dios tiene la intención que seamos, de nuestro Creador y de nuestro disfrute al conocer a Dios y recibir su amor.

Cuando usted padece una enfermedad, se enfrenta a algo que podría cambiarle la vida de muchas maneras. Sin embargo, hay más, a través de esa enfermedad se le brinda la oportunidad de lograr una transformación y un crecimiento personal. ¿Cómo usted puede encontrarle sentido a lo que está sucediendo? ¿Cómo puede mantener la esperanza, cómo puede vivir, cuando está débil y el miedo se convierte en su principal respuesta emocional? ¿Cómo se enfrenta a la muerte? ¿Cómo se enfrenta a la vida? Quién es y cómo afronta los problemas resulta muy importante para su bienestar general. Nadie puede vivir la vida sin atravesar situaciones difíciles.

LA ESPERANZA COMO UN ANTÍDOTO

Ser capaz de vivir con esperanza actúa como un antídoto contra la desesperanza y la depresión. Y es la fe la que sustenta la esperanza: «Es, pues, la fe la certeza de lo que se espera, la convicción de lo que no se ve» (Hebreos 11:1). La esperanza resulta importante, pero la esperanza carece de sustancia hasta que está arraigada en la fe en Dios en nuestros corazones. Me gusta definir la fe con esta frase: ¡Estoy totalmente seguro de que confío en Él! La esperanza es la fe hablando en voz alta, ahogando las voces de la fatalidad y la derrota. Un ejemplo de alguien que tuvo fe en su sanidad se encuentra en Marcos 5:25-28. Allí leemos la historia de la mujer que padecía de flujo de sangre, la cual dijo: «Si tocare tan solamente su manto, seré salva». La esperanza le dio la tenacidad para seguir adelante con fe. Algunas versiones bíblicas señalan que esta mujer se repetía continuamente que si tan solo lograba tocar la ropa de Jesús, quedaría sana.

La esperanza nace en una actitud de gratitud debido al amor de Dios por nosotros. Un corazón lleno de agradecimiento a causa del amor de Dios por nosotros hace que esperemos su respuesta para nuestra necesidad presente con alegría, incluso si tenemos que demorarnos un poco para obtener tal respuesta. Debido a que estamos seguros del carácter del gran amor de Dios por nosotros, podemos desarrollar un hábito de agradecimiento hacia Dios y los demás. Esto nos pone en un estado de ánimo adecuado para esperar recibir las bendiciones y promesas de Dios y disfrutar del futuro. El cinismo y la crítica silencian la esperanza y la fe. Por lo general, están arraigados en un algún tipo de resentimiento y amargura que aún no se han tratado. No podemos avanzar cuando estas actitudes negativas obstaculizan el camino.

Nuestras palabras son semillas que proporcionarán una cosecha. Podemos animar a los demás con palabras de esperanza, y plantar semillas de aliento en las vidas de otros y alentar a nuestros propios corazones en nuestros tiempos de prueba. Las Escrituras enseñan que «la muerte y la vida están en poder de la lengua» (Proverbios 18:21). Independientemente de nuestras circunstancias, mientras cultivamos nuestra relación íntima con Dios, estamos aprendiendo a confiar en su carácter amoroso: Él nunca falla. Y podemos comenzar a decir con el salmista: «Mejor es tu misericordia que la vida» (Salmos 63:3).

Usted no puede impedir que un hombre o una mujer cuya esperanza está en que el Señor viva una vida victoriosa. Para esa persona, Dios siempre es más grande que los gigantes de la Tierra Prometida. Las verdades encontradas en la Palabra de Dios traen esperanza. Saturar nuestras almas con su Palabra nos permite elevarnos por encima de la desesperación. Caleb y Josué vieron a los gigantes en la tierra, pero sabían que con Dios podrían vencer (Números 13). El profeta Jeremías miró las ruinas humeantes de Jerusalén y respondió de la misma manera. Tenía ante él los hechos devastadores, pero en medio de su lamento se recordó a sí mismo la fiabilidad y la fidelidad del Dios al que servía.

Estos patriarcas de nuestra fe nos enseñan lecciones valiosas para cultivar una relación de todo corazón con Dios. No importa lo que la vida lance a nuestro camino, podemos aprender a confiar en el resultado positivo de Dios mientras caminamos en una comunión constante con Él. Cuando Abraham era demasiado viejo para recibir la promesa de Dios de que tendría un heredero, las Escrituras lo describen como aquel que «creyó en esperanza contra esperanza, para llegar a ser padre de muchas gentes» (Romanos 4:18). La naturaleza humana no supone esperar contra esperanza. En realidad, tal respuesta parece contraria al raciocinio humano. Sin embargo, debido a la fe de Abraham en las promesas de Dios, su confianza irreprimible en Él se vio recompensada. La paz de Dios sobrepasa nuestro entendimiento y razonamiento humanos (Filipenses 4:6-7).

La fe gozosa fundada en la esperanza no se puede explicar, pero se basa firmemente en «la certeza de lo que se espera, la convicción de lo que no se ve [todavía]» (Hebreos 11:1; compárese 1 Pedro 1:7-8). La esperanza atraviesa la red limitante del razonamiento y nos impulsa hacia adelante con fe y confianza en Dios y su Palabra. La esperanza renueva nuestra mente mientras permanecemos en la Palabra de Dios y creemos en sus preceptos. Hebreos 6:18-19 nos dice que cuando lleguen la decepción y la confusión, nuestra respuesta debería ser correr hacia el Señor, no hundirnos en la desesperación. La fidelidad de Dios en el pasado nos permite esperar de nuevo y trasmitirles esta esperanza a los demás. La esperanza es una «segura y firme ancla del alma» (v. 19).

A medida que recibimos la Palabra de Dios a través de la fe, la esperanza surge dentro de nosotros. Cuando la vivimos ante los demás como «epístolas vivientes», aquellos que observan nuestro testimonio reciben su esperanza viva y reconfortadora tal como la reciben al leer sus epístolas escritas. ¡La fe de los demás en Dios aumentará cuando nosotros vivamos cimentados en Él! En los tiempos en que vivimos, los cristianos, anclados en la Roca que es Cristo Jesús, podrán extender una mano de esperanza a aquellos aterrorizados por los acontecimientos actuales que seguramente sucederán antes de que Jesús regrese.

Cultivar una relación íntima con Dios cambia nuestra perspectiva de la vida por completo y altera su resultado también cuando descubrimos su propósito para nuestra vida. Al pasar tiempo leyendo y meditando en su Palabra, aprendemos a permanecer en Él (Juan 15:4-7). En ese lugar de permanencia entramos en su profundo descanso y paz y disfrutamos de quién es Él. La Palabra de Dios viva y poderosa, aplicada a nuestra vida por el poder del Espíritu Santo, es la que aviva las promesas de Dios que cambian la vida en nuestros corazones. A medida que usted recibe el amor de Dios, al estar continuamente lleno del Espíritu de Dios, se encontrará descansando cada vez más en la paz y la alegría de su redención. Esa es la maravillosa fuerza interior que resulta de saber que es un hijo de Dios y de disfrutar de su Padre celestial.

Mientras esté contento con solo un poco de Dios, únicamente verá los desafíos de la vida desde la perspectiva de los síntomas externos, los informes de enfermedades, los escenarios de las malas relaciones y las circunstancias desesperadas. Su alma se verá afectada por una gran cantidad de emociones negativas como resultado. En contraste, la esperanza en Dios y su Palabra lo transformará en un hombre o una mujer de fe. La Palabra de Dios cobra vida en usted cuando llama al Espíritu Santo de Dios para que le muestre a su espíritu y su alma quién es Dios. Deje que las palabras de Jeremías le recuerden el poder omnipotente de Dios: «Para ti no hay nada imposible» (Jeremías 32:17, NVI).

PREGUNTAS DE DISCUSIÓN

Haga una lista de las emociones negativas con las que ha estado lidiando.

....

....

....

¿Qué síntomas físicos experimenta que podrían estar relacionados con las emociones negativas presentes en su vida?

....

....

....

¿Qué hará para profundizar y fortalecer su relación de todo corazón con Cristo y descubrir la paz y la alegría que Él les promete a todos los creyentes?

....

....

....

Escriba un versículo bíblico que le ofrezca esperanza.

....

....

....

CAPÍTULO 2

UN CORAZÓN LLENO DE FE,
UNA VIDA LLENA DE ALEGRÍA

¡Gloríense en su nombre santo! ¡Alégrense
de veras los que buscan al SEÑOR!
—1 CRÓNICAS 16:10, NVI

IENSE EN LA palabra *alegría*. ¿Qué imagen viene a la mente? ¿Ángeles en los cielos anunciando el nacimiento de Cristo? ¿Un niño lleno de risas y felicidad? ¿La hermosa novena sinfonía de Beethoven? El predicador del siglo diecinueve, C. H. Spurgeon, dijo: «La alegría es el baile de la paz».[1] ¡Qué imagen tan maravillosa!

Dios desea que tengamos una vida más alegre de lo que podamos imaginar. Esto no sucede por accidente, pero nos sorprende. El autor C.S. Lewis escribió que solo encontramos la alegría cuando buscamos otra cosa.[2] Y esa otra cosa es Dios. Se trata de una combinación efectiva: buscamos a Dios, creyendo realmente en Él, y encontramos la alegría. Lewis lo dijo con mayor elocuencia: la alegría es la respuesta o el resultado de la sensación de sentir el amor de Dios en nuestra alma. Repito de nuevo, es la actitud interna de un disfrute profundo de la presencia de Dios en nuestra vida lo que llena nuestro corazón con su paz y su alegría.

Este es un viaje que emprendemos en el momento en que le entregamos nuestra vida a Dios. Cuando verdaderamente creemos en Él, le entregamos cada problema, cada preocupación y cada aspecto de nuestra vida. Solo nos preocupa vivir en su presencia y creer en sus promesas. El apóstol Pablo describió tres elementos esenciales en este viaje a una vida llena de alegría: la renuncia, la fe y la gracia.

> Con Cristo estoy juntamente crucificado, y ya no vivo yo, mas vive Cristo en mí; y lo que ahora vivo en la carne, lo vivo en la fe del Hijo de Dios, el cual me amó y se entregó a sí mismo por mí.
>
> — GÁLATAS 2:20

A veces nos negamos a hablar sobre la alegría y Dios. Tendemos a asociar la alegría con la comodidad, la facilidad y el lujo. Sin embargo, la alegría es una experiencia mucho más profunda y rica que las que ofrecen las palabras descritas. El gozo que Dios da constituye el derramamiento natural de nuestro corazón a medida que la presencia de Dios se convierte en el pilar central de nuestra vida. Cuando tenemos una relación personal con Él, no podemos evitar sentirnos llenos del gozo celestial y glorioso, que se expresa en un profundo deseo de adorar y reverenciar a Dios. Disfrutar de su presencia divina en nuestra vida representa la alegría y la satisfacción supremas para el corazón humano.

¿Cómo llegamos a conocer a Dios en ese tipo de relación personal? Primero necesitamos reconocerlo como nuestro Creador. Luego tenemos que creer realmente en Cristo como el Hijo de Dios, quien se convirtió en nuestro Salvador. Precisamos amarlo y confiar en Él lo suficiente como para aceptar su gobierno sobre nuestra vida. Hay una palabra algo anticuada que se usa para describir este proceso de aprender a confiar: renuncia. El diccionario dice que *renunciar* significa «ceder; rendirse; entregarse».[3] Cuando somos pasajeros en un automóvil, tenemos que cederle el control a la persona que está detrás del volante, o si no asumimos el terrible papel de los conductores que ocupan el asiento trasero.

La *renuncia* implica una combinación de rendir nuestra voluntad y confiarnos a Dios. *Entregarse* es una respuesta paralela a Dios con arrepentimiento; confiarle a Él nuestra vida es una forma de expresar la fe. El apóstol Pablo resumió su enseñanza de todo el consejo de Dios con estas palabras: «arrepentimiento para con Dios, y [...] fe en nuestro Señor Jesucristo» (Hechos 20:21).

Para los cristianos, la *entrega* a Dios significa rechazar los planes para nuestra vida, renunciar a nuestros anhelos y deseos, ansiedades y preocupaciones, abandonar nuestra naturaleza egoísta, recibir el amor de Dios, confiar en su provisión y experimentar la llenura del Espíritu Santo. Nuestra fe nos permite dejar atrás todas las inquietudes y problemas de este mundo. Podemos llamarle a esto «fe abandonada», porque estamos abandonando los valores y objetivos del mundo para tener una vida de fe en Dios. Estamos llenos de confianza en Dios y le cedemos el control. En ese lugar de entrega a su amor, descubrimos que estamos llenos de su gozo abundante y glorioso. En ese lugar encontramos un verdadero descanso en su redención y comenzamos a vivir una vida cristiana auténtica que refleja la gracia y el carácter de nuestro Salvador.

La experiencia de John Wesley, el gran evangelista y fundador del movimiento metodista, muestra cómo la fe abandonada puede cambiar una vida. Cuando tenía treinta y cinco años, Wesley sabía mucho acerca de Cristo. Se había graduado de la Universidad de Oxford y decidió convertirse en sacerdote en la iglesia de Inglaterra. Fue ordenado como sacerdote en 1728. Él y su hermano, Charles, ayudaron a iniciar el Holy Club en Oxford. Leyó cien libros espirituales al año durante una docena de años. Incluso viajó a Georgia en un viaje misionero. No obstante, sabía que le faltaba algo. En su viaje misionero, conoció a algunos inmigrantes moravos que tenían la paz espiritual que se daba cuenta que le faltaba. Debido a que su trabajo en Estados Unidos no fue muy efectivo, decidió regresar a Inglaterra.

De vuelta en Londres, Wesley conoció a Peter Böhler, otro moravo que lo convenció de que lo que le faltaba era simple: necesitaba fe, no solo conocimiento acerca de Dios. Durante una reunión en la calle Aldersgate en 1738, Wesley se transformó. Cuando escuchó que leían el prefacio de Martín Lutero al *Comentarios de Romanos*, se sintió realmente eufórico. ¡Se percató de que las promesas de Dios son ciertas! Wesley escribió: «Sentí mi corazón extrañamente animado. Sentí que confiaba en Cristo, solo en Cristo, para la salvación».[4] Él sintió un avivamiento que resulta de experimentar verdaderamente la gracia y la presencia de Dios. Y se llenó del gozo completo y perfecto de Dios. A partir de ese momento, Wesley fue un hombre cambiado. Predicó con un fuego y un fervor espiritual que eran alimentados por su fe. Y se llenó de una alegría gloriosa que lo afectó durante el resto de su vida, porque su vida le fue entregada a Dios y él creyó en sus promesas.

Podemos tener el mismo tipo de vida llena de fe y alegría abandonadas. Se trata de una fe y un gozo que provienen de la armonía interior, del verdadero reposo que Cristo vino a darle a cada creyente. Experimentamos una respuesta victoriosa a nuestras luchas internas. Y descubrimos la inutilidad de quejarse de los problemas y preocuparnos por tratar de controlar el futuro. Cuando creemos en las promesas de Dios y confiamos en que Él tiene el control de nuestras vidas, el resultado glorioso es la alegría. Nosotros no tenemos alegría; ella nos tiene a nosotros. Nuestro gozo en Dios se basa en su deleite en nosotros. (Véase Salmos 149:4.)

¡Vaya ofrecimiento! Si dejamos de preocuparnos por nuestra propia vida y confiamos en Dios para que nos dirija, descubriremos que nuestra vida está llena de bendiciones y riquezas más allá de nuestros sueños más fantásticos. En realidad, ni siquiera podemos comenzar a conocer todas las bendiciones que recibiremos de su mano amorosa.

Ciertamente, si consideramos las promesas de recompensa tan poco gratificantes y la naturaleza asombrosa de las recompensas prometidas en los Evangelios, parecería que nuestro Señor encuentra que nuestros deseos no son demasiado fuertes, sino demasiado débiles. Somos criaturas poco entusiastas, jugando con la bebida, el sexo y la ambición cuando se nos ofrece una alegría infinita, como un niño ignorante que quiere seguir haciendo pasteles de barro en un barrio pobre porque no puede imaginar lo que significa el ofrecimiento de pasar un día de vacaciones en el mar. Somos demasiado fáciles de complacer.[5]

El propósito al escribir este libro es animar e inspirar a cada lector a experimentar una realidad más profunda del amor de Dios por él o ella, a fin de ayudarlo a desarrollar un enfoque hacia Dios con el objetivo de alcanzar la paz interior y la alegría que Dios ofrece, independientemente de las circunstancias externas de nuestra vida que parecen difíciles. En este estudio, a través de nuestra lectura, la exploración de la Palabra y la oración juntos, eso es lo que encontraremos: el gozo infinito y glorioso que resulta de creer en Dios.

Querido Señor Jesús, bendícenos a medida que descubrimos tus verdades y aprendemos a amarte como tú nos amas.

PREGUNTAS DE DISCUSIÓN

¿Qué significa la alegría para usted?

Describa a una persona o acontecimiento en su vida que le haya proporcionado alegría. ¿Esa alegría perduró o fue temporal?

¿Alguna vez ha sentido el tipo de gozo que experimentó Wesley, uno que proviene de una fe renovada y un sentido más profundo de la presencia de Dios?

CAPÍTULO 3

EL GOZO DE
LA SALVACIÓN

Jehová está en medio de ti, poderoso, él
salvará; se gozará sobre ti con alegría, callará de
amor, se regocijará sobre ti con cánticos.

—SOFONÍAS 3:17

A PRESCRIPCIÓN DE Dios para vivir una vida llena de alegría, libre de la depresión y la ansiedad, está disponible solo a través de nuestra búsqueda de la fortaleza interior que encontramos al cultivar una relación íntima con Dios. Tal vez todos en algún momento hemos luchado para encontrar la alegría, pensando que cuando logremos lo «correcto» en el trabajo, el juego o las relaciones, conoceremos ese gozo que parece tan difícil de alcanzar. Sin embargo, cuando nos enfocamos en la vida de esta manera, establecemos días tan agitados y llenos de actividades y logros que pensamos que una *vida llena* es lo mismo que una *vida plena*. Intentamos recrearnos en una cancha de básquetbol, un gimnasio o una bicicleta que nos atrae por el momento, pero que no son algo duradero. O buscamos a ese «alguien especial», solo para descubrir que nuestro problema no es encontrar a la persona adecuada, sino que nosotros mismos no somos las personas adecuadas.

C. S. Lewis dijo que cada uno de nosotros tiene este tipo de anhelo profundo que buscamos satisfacer. Él lo llama *sehnsucht*, o un anhelo de alegría.[1] Debido a que somos humanos, tratamos de saciarlo con cosas terrenales. El atributo divino interior de la alegría nos elude mientras perseguimos la felicidad en nuestras búsquedas personales. Decimos: «Si puedo terminar mi educación y comenzar mi carrera, las cosas irán bien y seré feliz». No obstante, cuando alcanzamos ese objetivo, no nos sentimos felices. Entonces afirmamos: «Si puedo establecerme en mi negocio y tener éxito, entonces las cosas irán bien y seré feliz». Sin embargo, no es así. Luego pensamos: «Bueno, si puedo encontrar al cónyuge adecuado y tener hijos buenos, entonces las cosas irán bien y seré feliz». Pero eso todavía no nos satisface. De modo que decimos: «Si solo logro que los niños vayan a la escuela, entonces me puedo acomodar y descansar». Sin embargo, incluso eso no resulta esencial.

Simplemente, no hay períodos de estabilidad mágicos donde nuestras vidas se nivelen y podamos creer que hemos alcanzado la felicidad. Los logros personales, el éxito en el trabajo o en el campo atlético y las relaciones no pueden darnos una alegría duradera. Podemos tener todas esas cosas y aún sentir que este anhelo al que se refirió C. S. Lewis permanece insatisfecho. En algún momento de nuestra vida debemos darnos cuenta de que no está en nuestro poder alcanzar aquello que buscamos; nos faltan los recursos internos para llenar este vacío. Cuando finalmente entendemos cuán débiles somos, cuán limitados son nuestros poderes, podemos ser devorados por la depresión, la frustración, la ira, la ansiedad y la soledad.

Entonces Dios nos habla. Y por primera vez, realmente comenzamos a percibir el poder y la majestad del Dios todopoderoso. Nos vemos a nosotros mismos como pecadores pobres y necesitados que precisan de la gracia del Señor Jesús y su cruz. Nos dirigimos a Dios, ya que nos damos cuenta de que no tenemos a dónde ir. El apóstol Pablo explica la salvación en términos claros.

> Porque por gracia sois salvos por medio de la fe; y esto no de vosotros, pues es don de Dios; no por obras, para que nadie se gloríe. Porque somos hechura suya, creados en Cristo Jesús para buenas obras, las cuales Dios preparó de antemano para que anduviésemos en ellas.
> — Efesios 2:8-10

Pablo nos dice primero en estos versículos que solo la gracia de Dios puede salvarnos. La salvación es su don para nosotros. Y en segundo lugar, que Dios tiene un plan para nuestras vidas: dedicar estas vidas a ayudar a los demás. ¡Qué maravillosa es esta idea de que Dios tiene un propósito especial para que cumplamos en la tierra! Mientras caminamos con Cristo, cultivando una relación con Él, nos revela su plan para nosotros, vocacionalmente, en nuestras relaciones y en cada área de nuestra vida. Y nos da su gracia para cumplir su voluntad y disfrutar de la máxima satisfacción en la vida que Él nos ofrece mientras descansamos en su redención.

Gracia es una palabra bíblica que puede ser la mejor palabra que escuche o aquella que ignore sin mostrar interés. Si usted es autosuficiente, orgulloso y engreído, no creerá que necesite la gracia de Dios. Por otro lado, si se siente humilde o incluso humillado debido a sus fallas —sus pecados— puede vacilar en creer que existe la posibilidad de obtener la gracia redentora en su vida.

El apóstol Pablo se avergonzó de cómo trató de exterminar a los cristianos antes de su conversión, pero la gracia de Dios cambió incluso el corazón de Pablo y lo llenó de la alegría del perdón. Él describió la gracia de Dios obrando en su vida.

> Porque yo soy el más pequeño de los apóstoles, que no soy digno de ser llamado apóstol, porque perseguí a la iglesia de Dios. Pero por la gracia de Dios soy lo que soy.
>
> — 1 CORINTIOS 15:9-10

Pablo se consideró a sí mismo el primero de los pecadores (1 Timoteo 1:15) y sintió que era «menos que el más pequeño de todos los santos» (Efesios 3:8). Estaba asombrado de que Dios perdonara con gracia todos sus pecados debido a lo que Jesús hizo en la cruz para salvarlo. Sin embargo, creyó las buenas nuevas del evangelio y pasó su vida difundiendo esas buenas nuevas a los demás.

El carcelero de Filipos probablemente sintió que había pocas esperanzas para él al ser enemigo de los apóstoles de Dios, arrojarlos con rudeza al calabozo más profundo y ponerlos en el cepo. Sin embargo, Pablo le declaró audazmente: «Cree en el Señor Jesucristo, y serás salvo» (Hechos 16:31). Esta misma promesa es cierta para usted y para mí. Entreguémonos a la misericordia y la gracia de Dios. Descubriremos que Dios se deleita en mostrar misericordia

(Miqueas 7:18) y nos perdonará y nos convertirá en sus propios hijos. ¡Dios lo dice! ¡Creámoslo!

¡Qué amorosa y llena de gracia es la invitación de Dios! Él nos rodea con sus brazos cuando nos postramos a sus pies y decimos: «Señor, somos pobres, pecadores sin valor. Por favor, en tu misericordia y gracia eternas, acéptanos, acógenos, permítenos ser tuyos. Sé nuestro Redentor, Salvador y Amigo, porque confiamos y creemos en ti, y te amamos».

Que el Señor inunde nuestras almas con el gozo divino de la verdadera salvación de Dios. Que comencemos a percibir la infinita majestad de Dios y el amor eterno que desea darnos. ¡Y seamos siempre agradecidos con Él por habernos dado esperanza y alegría al creer!

> Entonces mi alma se alegrará en Jehová; se regocijará en su salvación.
>
> — Salmos 35:9

La alegría es la expresión de un corazón que resulta cambiado al abrazar una relación íntima con Dios. Él nos llena con su amor, el cual nos quita el aliento. Su amor resuena dentro de nuestros corazones como una hueste infinita de ángeles que cantan gloria a Dios. Se trata de la mejor música o las palabras más excelentes que podamos imaginar, y aún más. Esta gran alegría aparta todo lo demás de nuestra mente y nuestro corazón. Al alejarnos de las cosas terrenales, encontramos a Dios. Y al poner nuestra fe en Él, nos llenamos de una alegría abundante. Se acabaron las emociones negativas de la depresión y la ansiedad, la desesperanza y la sensación de inutilidad en la vida que una vez plagaron nuestros corazones y mentes. En cambio, somos llenos de su irresistible amor, su paz y su alegría, que inundan nuestros corazones y mentes y ponen una sonrisa en nuestros labios.

Si usted no ha recibido a Jesús como su Salvador personal y Amigo celestial, ore conmigo.

Señor, me doy cuenta de cuán poco merezco. Sé que no soy digno de tu amor. Pero a través del milagro de tu gracia, perdóname y hazme tu hijo. Ayúdame a acercarme a ti y amarte. Muéstrame cómo vivir y amar y ser como tú.

PREGUNTAS DE DISCUSIÓN

Reflexione por un momento en el increíble don de la misericordia y la gracia de Dios a través de la salvación. Describa cómo esto lo hizo sentir.

_____

_____

_____

_____

¿Cómo conocer a Dios lo ha cambiado a usted y al curso de su vida?

_____

_____

_____

Escriba un versículo bíblico que le recuerde el milagro de su salvación.

_____

_____

_____

_____

CAPÍTULO 4

APRENDER A
DESCANSAR

NO PODEMOS TENER una vida llena de gozo sin el amor divino de Dios. Cuando dos personas se enamoran, una alegría natural brota y los colma de un amor mutuo incondicional. Ese es el impacto que el gozo divino que recibimos a través de nuestra salvación en Cristo tiene en nuestros corazones; Él es alguien que nos ama mucho más de lo que otra persona podría haberlo hecho. Esta nueva relación de todo corazón está llena de un maravilloso sentido del amor y la alegría de Dios. La Biblia se refiere al amor de Dios por nosotros como complacencia. «Porque el SEÑOR se complace en su pueblo» (Salmos 149:4, NVI). Dios se deleita con nosotros, y nosotros nos regocijamos por eso y disfrutamos de él. Estamos alegres con nuestro Rey. El amor resulta esencial para una vida de fe y alegría. La Palabra de Dios nos dice cuán importante es el amor.

> Y amarás a Jehová tu Dios de todo tu corazón, y de toda tu alma, y con todas tus fuerzas.
> — DEUTERONOMIO 6:5

Jesús se refirió a este mandamiento como el más importante de los mandamientos de Dios (Mateo 22:37). Para cualquiera de nosotros, el amor demuestra la realidad visible de una vida que se entrega con fe a Dios. Sin amor nuestras acciones y palabras no tienen sentido. Como mencioné en la introducción, 1 Corintios 13 dice que podemos tener el don de la profecía, entender todos los misterios y toda ciencia, tener una fe que traslade los montes, repartirles todos nuestros bienes a los pobres y entregar nuestro cuerpo para que sea quemado. Y que podemos tener todo tipo de habilidades para hablar. Sin embargo, a menos que estemos descansando en la redención y el amor de Cristo, todos estos dones y habilidades espirituales no nos hacen ningún bien. Las iglesias o las personas que no abrazan el amor como Cristo desea que lo experimentemos en Él le dan al cristianismo una apariencia fría. No han abrazado el enfoque dirigido hacia Dios que implica una relación íntima con Él, que es amor (1 Juan 4:8).

Cuando le decimos a Dios que es maravilloso, estamos enamorados de Él. Es como en un matrimonio. Cuando un hombre le dice a su esposa que es maravillosa, está enamorado de ella. Considere a las parejas que luchan en sus matrimonios. La inseguridad, el orgullo, la hostilidad y muchas otras formas de egoísmo impiden que se acerquen y se entreguen el uno al otro.

Enfrentamos los mismos problemas en nuestra relación con Cristo. Todos tenemos ansiedades, frustraciones y dudas. No obstante, Dios nos ordena que se las entreguemos. Dios nos llama a amarlo y a permanecer en comunión con Él. Un corazón lleno de amor tiene menos espacio para el egoísmo. A medida que amamos a Dios cada vez más, podemos entregar más y más de nosotros mismos, y más seremos capaces de descansar en nuestra redención.

Necesitamos poder admirar a Jesús por medio de la fe y decir: «Jesús, eres maravilloso. Te amo y soy tu hijo, tu hijo espiritual, tu hijo por toda la eternidad».

DULCE ENTREGA

Si realmente vamos a estar comprometidos con Dios, tenemos que comprometernos a vivir una vida que lo honre. Tenemos que ser capaces de decir: «Señor, estás a cargo ahora. Pongo toda mi fe en ti. Tú guías; yo te seguiré». Debemos renunciar a nuestros planes y deseos mundanos y confiar en su control de nuestras vidas. Entonces encontramos la felicidad no según los estándares del mundo, logrando nuestras metas de tener éxito, fama, dinero o poder. Más bien encontramos la alegría verdadera llenando nuestro corazón por medio del derramamiento del amor de nuestro Creador y Redentor en nuestros corazones. (Véase Romanos 5:5). Luego, derramamos nuestro amor hacia Él y los demás.

Piense en esto de nuevo como si se tratara de un matrimonio. Un hombre ama a su esposa. Él quiere lo que ella quiere; se sacrifica por ella. Se entrega a la alegría de conocerla, cuidarla y apreciarla. Un versículo que describe un matrimonio saludable señala lo que Adán dijo sobre Eva: «Esto es ahora hueso de mis huesos y carne de mi carne» (Génesis 2:23). Tal imagen de intimidad nos ayuda a todos a recordar que en el matrimonio no podemos realmente convertirnos en una sola persona, en una asociación viviendo en armonía, hasta que nos entreguemos el uno al otro con amor.

Y así como cualquiera de nosotros se entrega a su cónyuge, debemos entregarnos a nuestro Dios. ¡Al entregarnos a Dios, nos hacemos uno con Él espiritualmente en el corazón y con alegría en realidad! Amamos y confiamos en Dios de un modo tan completo que podemos rendir nuestras vidas a él. El amor nos da la fuerza y la confianza para entregarle todo. Pablo nos ofrece un plan a seguir en Gálatas 2:20 en este viaje. Implica entrega, fe y gracia. Veamos nuevamente su testimonio.

> He sido crucificado con Cristo, y ya no vivo yo, sino que Cristo vive en mí.
>
> — GÁLATAS 2:20, NVI

Lo que Pablo dice tan bellamente es que no podemos vivir en Cristo hasta que estemos listos para morir a nosotros mismos, nuestros propios anhelos, deseos y egos. Jesús también habló de ello.

> Y decía a todos: Si alguno quiere venir en pos de mí, niéguese a sí mismo, tome su cruz cada día, y sígame. Porque todo el que quiera salvar su vida, la perderá; y todo el que pierda su vida por causa de mí, éste la salvará.
>
> — LUCAS 9:23-24

> De cierto, de cierto os digo, que si el grano de trigo no cae en la tierra y muere, queda solo; pero si muere, lleva mucho fruto. El que ama su vida, la perderá; y el que aborrece su vida en este mundo, para vida eterna la guardará.
>
> — JUAN 12:24-25, NVI

Pablo escribe algo más sobre esto.

Que cada día muero, hermanos, es tan cierto como el
orgullo que siento por ustedes en Cristo Jesús nuestro
Señor.

— 1 CORINTIOS 15:31, NVI

Siempre llevamos en nuestro cuerpo la muerte de Jesús,
para que también su vida se manifieste en nuestro cuerpo.

— 2 CORINTIOS 4:10, NVI

Debemos morir a nuestro egoísmo antes de poder apreciar verdaderamente a Dios. Debemos renunciar a nuestro ego y a todo lo que
lo acompaña: el orgullo y el deseo de tener el control, alcanzar el
estatus mundano y lograr el éxito. Esto es lo que significa nacer de
nuevo del Espíritu. Y debemos seguir el mandato de las Escrituras para «que presentéis vuestros cuerpos en sacrificio vivo, santo,
agradable a Dios, que es vuestro culto racional» (Romanos 12:1). El
mundo y todas sus atracciones, tentaciones y luchas ya no deben
tener un control sobre nuestra vida. Pertenecemos a Dios, y Él vive
en nosotros. La Biblia nos advierte sobre la participación equivo-
cada en los asuntos mundanos.

¿No sabéis que la amistad del mundo es enemistad contra
Dios? Cualquiera, pues, que quiera ser amigo del mundo,
se constituye enemigo de Dios.

— SANTIAGO 4:4

Toda persona sabe que debe asumir riesgos para tener éxito según
los estándares terrenales. Lo que arriesgamos para lograr algo en
nuestra vida espiritual es aún mayor. Tenemos que arriesgarnos a
renunciar al éxito mundial, arriesgarnos a perder nuestro sentimiento
de independencia y arriesgarnos a perder el control de nuestras vidas.
Sin embargo, lo que ganamos es tan grande que los riesgos palidecen
en comparación. Charles Swindoll preguntó: «¿Está usted dispuesto
a arriesgar tanto para producir un cambio significativo en el mundo
como lo que está dispuesto a arriesgar para ganar un dólar?».[1] A fin de
descansar verdaderamente en la redención de Dios, debemos arries-
garlo todo, como escribió el apóstol Pablo.

Todo lo considero pérdida por razón del incomparable
valor de conocer a Cristo Jesús, mi Señor. Por él lo he

perdido todo, y lo tengo por estiércol, a fin de ganar a Cristo y encontrarme unido a él.

— Filipenses 3:8-9, nvi

Amado Padre celestial, creo que me amas y enviaste a tu Hijo para salvarme. Ayúdame a entregarte amorosamente todas las áreas y aspectos de mi vida para que pueda honrar y glorificar tu nombre por encima de todo lo demás.

FE: EL SEXTO SENTIDO

Lo que ahora vivo en la carne, lo vivo en la fe del Hijo de Dios.

— Gálatas 2:20

La fe es realmente un sexto sentido. Los primeros cinco sentidos (tacto, gusto, olfato, oído y vista) están presentes en el hombre carnal. El sexto sentido está presente en el hombre espiritual. El hombre natural no regenerado no puede apreciar la fe más de lo que el sentido del oído aprecia el sentido del olfato. No obstante, el sexto sentido es absolutamente esencial si vamos a vivir vidas llenas de alegría por completo. Al buscar a Dios, la fe se nos concede a medida que escuchamos su Palabra.

Así que la fe viene como resultado de oír el mensaje, y el mensaje que se oye es la palabra de Cristo.

— Romanos 10:17, nvi

Consideremos la palabra *fe*. Hebreos 11:6 nos dice que busquemos con diligencia a Dios, enfatizando que la fe no es simplemente un ejercicio intelectual. En cambio, la fe representa nuestra convicción, y por la fe descansamos en Él, permanecemos en Él y obtenemos fuerzas de Él.

Los grandes atletas deben olvidarse de todo lo demás para poder entrenar y jugar de todo corazón. Si se preocupan por lesionarse o por el desempeño de otros atletas, ellos mismos no pueden tener una buena actuación. No pueden enfocarse. Esa es una imagen de la esencia de la fe abandonada en el Señor: entregándole todo por completo; toda preocupación, problema, deseo y meta.

Se trata de una fe que no está solo en nuestra mente; es una fe que cree todas las promesas de Dios. Debemos tener un total abandono espiritual, confiando por completo en el Señor. La alegría de nuestro corazón que proviene del abandono a Él nos impide preocuparnos por los problemas, la política y el cinismo del día. Su gozo nos permite preocuparnos solo por estar totalmente abandonados y entregados al Señor.

La batalla que tenemos contra nuestras inclinaciones caídas se gana en nuestros corazones con Dios cuando creemos en él. Luego entramos en una vida de fe. Y cuando creemos plenamente en Dios y sus promesas, poseemos una fe abandonada que se centra en Dios y se olvida del mundo. Considere el ejemplo de Robert Morrison. Él fue uno de los primeros misioneros en China a principios del siglo diecinueve. Mientras navegaba hacia China, el capitán de la nave le preguntó con sarcasmo: «Entonces, señor Morrison, espera impresionar al gran imperio de China, ¿verdad?». Morrison respondió: «No, espero que Dios lo haga».[2] ¡Qué brillante ejemplo de creer en las promesas de Dios! Morrison sirvió veintisiete años en China, y se le considera el padre de la misión protestante que trabaja allí.

No se necesita una gran mente o años de educación para tener esa fe abandonada. Como dice el viejo himno: «Confiar y obedecer, porque no hay otra manera».[3] Lo que cada uno de nosotros debe hacer es confiar en Dios y creer en sus promesas.

Sin embargo, podemos creer en lo correcto o en lo incorrecto. ¿Cuáles son algunas mentiras que no debemos empezar a creer? «La vida debe ser justa». «Mi infelicidad se debe a otra persona». «Mi bienestar está determinado por lo que puedo hacer». «Nuestro matrimonio requiere demasiado esfuerzo; no debemos ser buenos el uno para el otro». Empezamos a creer que hay ciertas cosas que podemos hacer o cosas que podemos poseer a fin de resolver nuestros problemas y satisfacer nuestros anhelos. Sin embargo, cuando empezamos a buscar cosas que no están enfocadas en Dios, ya dejamos de abandonarnos a la fe en Él. En cambio, comenzamos a abandonar nuestra fe en sus promesas para caminar independientemente a través de lo que creemos que podemos lograr nosotros mismos.

No debemos permitir que los tiempos difíciles de nuestra vida nos engañen. Dios promete ayudarnos a atravesarlos. Todo lo que necesitamos creer es que su gracia resulta suficiente y todas nuestras bendiciones vienen porque creemos en él. Y cuando nos inclinemos ante Dios con una fe abandonada y gratitud por su amor y su redención, conoceremos su amor de una manera más profunda que antes. Y en ese lugar de abandono a su amor, ninguna emoción negativa como la depresión o la ansiedad sobrevivirán.

Querido Padre, gracias por ser tan bueno conmigo. Permite que mi fe y mi confianza en ti crezcan diariamente.

COMUNIÓN Y CONVERSACIÓN

Cuando amamos a Dios, deseamos estar en su presencia, y queremos hablar y compartir con Él. La oración es una de las maneras en que podemos permanecer en constante comunión con Dios. En la oración, estamos más cerca y enfocados en Él. Esta pone de manifiesto los pensamientos internos tanto de Dios como del hombre, y en medio de ella se encuentra la verdadera intimidad. Debemos abrirle nuestros corazones a Dios en oración con total sinceridad: a veces con oraciones reflexivas y elocuentes; a veces con palabras que no se pueden pronunciar; a veces con pensamientos que no se pueden traducir. Y entonces nuestro corazón y todo nuestro ser se entregan a Él en la intimidad.

La oración ferviente y sentida resulta necesaria. Las oraciones de todo el día a veces se requieren mientras buscamos conocer la mente de Dios con respecto a nuestra vida. Esta vida de oración debe implicar un estado de meditación en la gloria de Dios. Debemos tener este tipo de relación personal y vital con Él. De lo contrario, el cristianismo se convierte en una carga sin alegría, y al final de nuestra vida lamentaremos no haber orado, porque no nos entregamos y descansamos en su redención.

Esta intimidad a través de la oración conduce al cumplimiento de la alegría debido a que la oración es el centro neurálgico de nuestra comunión vital con Jesús. La misma nos proporciona una vida llena de alegría profunda y perdurable. Como dice 1 Juan 1:3-4: «Nuestra comunión es con el Padre y con su Hijo Jesucristo. Les escribimos estas cosas para que nuestra alegría sea completa» (NVI).

Medimos los líquidos por galones. Algunos miden el valor de un perro por su lealtad a su amo. Otros pueden medir el valor de un perro por la cantidad que su dueño está dispuesto a pagarle a un veterinario para la atención médica del animal. Las Escrituras nos enseñan a medirnos espiritualmente por la calidad de nuestra vida de oración. Podemos medir la calidad de nuestra vida de oración preguntándonos qué tan genuinamente alabamos a Dios, con cuánta atención nos acercamos a Él y cuán efectivamente estamos siendo transformados a su imagen. El apóstol Pablo expresó el poder transformador de la oración y la espera en Dios de esta manera: «Por tanto, nosotros todos, mirando a cara descubierta como en un espejo la gloria del Señor, somos transformados de gloria en gloria en la misma imagen, como por el Espíritu del Señor» (2 Corintios 3:18).

Nos convertimos en lo que amamos y honramos. Una forma de mostrar nuestro amor y honor a Dios es a través de la oración. Esa vida de comunión con Dios nos da todo lo que necesitamos —paz y alegría— por hoy y por la eternidad.

> *Padre, déjame amarte y en amor entregarme a ti, a tu gracia, a tu voluntad, llenándome de tu presencia con la ayuda del Espíritu Santo.*

LA AYUDA DEL ESPÍRITU SANTO

No importa cuánto tratemos de «querer» entregarle todo a Dios, eso es algo que no podemos hacer solos. En el matrimonio, nuestros cónyuges nos ayudan. A fin de descansar verdaderamente en su redención, necesitamos que el Espíritu Santo obre en nosotros. C. H. Spurgeon dijo: «Hay ocasiones en que he estado a media pulgada del cielo y usted ha estado a media pulgada del cielo».[4] El Espíritu Santo marca esa diferencia a medida que nos enfocamos y esperamos en Él por su Espíritu y su cercanía. Su gloria *shekinah*, la gloria manifestada de Dios, nos llena, desplazando al resto del mundo. Entonces somos capaces de vaciarnos del mundo y Dios nos llena de sí mismo.

Moisés nos da un ejemplo vívido de una vida llena de este tipo de gloria en Éxodo 34:29-35. Él experimentó un reflejo físico de la gloria *shekinah*, ya que había estado tan cerca de Dios que resplandecía con la gloria del Señor. Y los que lo rodeaban se alarmaron ante el glorioso resplandor de la presencia del Señor que se observaba en el rostro de Moisés. Sin embargo, la gloria *shekinah* no es algo solo para los profetas del Antiguo Testamento. Está a disposición de todos nosotros hoy cuando buscamos su presencia.

> Porque Dios, que ordenó que la luz resplandeciera en las tinieblas, hizo brillar su luz en nuestro corazón para que conociéramos la gloria de Dios que resplandece en el rostro de Cristo.
>
> — 2 Corintios 4:6, nvi

Y esa gloria viene por medio de la obra del Espíritu Santo. Juan 1:4 dice que en Jesús «estaba la vida, y la vida era la luz de los hombres». Así Jesús, como la Luz de la vida, arroja luz sobre las cosas santas de Dios a través del Espíritu Santo. Necesitamos permanecer en comunión con Dios, Jesús y el Espíritu Santo, con cada uno inequívocamente y todos juntos, para concedernos la alegría que resulta de estar en su presencia. La gloria *shekinah* viene solo cuando tenemos un espíritu de arrepentimiento y fe que hace que lo amemos, nos deleitemos en Él y lo adoremos. Entonces su gloria *shekinah* está presente dentro de nosotros, irradiándose a nosotros y hacia afuera al mundo.

¿Alguna vez ha conocido a alguien que tuviera un aura resplandeciente? Es posible que no dijera nada santo, pero su vida estaba llena de la presencia del Espíritu Santo. Esta persona se encontraba colmada del amor de Dios y entregada por completo a Él, permitiéndole dirigir su vida. Tal espíritu de alegría, paz y acción de gracias es verdaderamente una visión maravillosa.

Los israelitas descubrieron esa verdad en el Antiguo Testamento. Cuando fueron liberados de su cautiverio en Babilonia, no tenían nada más que la Palabra de Dios. En el momento en que la escucharon, la entendieron y se marcharon llenos de regocijo. Comprendieron que, aunque no tenían bienes materiales, no debían llorar ni lamentarse. Estar en la presencia de Dios es algo gozoso y completamente satisfactorio.

El resplandor del Espíritu Santo permite que todos vean que somos verdaderamente suyos. Nos posibilita reflejar a Cristo y su amor. Podemos ser como las personas con esa aura de santidad. No necesitamos hablar. Simplemente dejamos que la luz de Cristo brille en nuestra vida. El Espíritu Santo puede impregnar la vida de cada uno de nosotros de modo que pensemos, actuemos y vivamos de manera diferente. Los israelitas celebraron la fiesta de los tabernáculos, una fiesta de acción de gracias que honra a Dios como el anfitrión y a los israelitas como los invitados. De la misma manera, diariamente debemos acudir a la Palabra de Dios y regocijarnos en su presencia, porque tenemos fe en Él y en su Espíritu. Podemos describir la sonrisa de Dios en nuestros corazones que nos permite hablar su Palabra como una unción o un fervor divino. Se trata de la santidad de Dios hablando a través de nosotros. Los discípulos de Jesús demostraron esta unción divina.

Y los discípulos estaban llenos de gozo y del Espíritu Santo.
— Hechos 13:52, nvi

Los discípulos fueron infundidos con esta alegría y el Espíritu Santo debido a que sus corazones se unieron a Dios y se llenaron de su presencia. Unos versículos antes nos enteramos de que cuando los gentiles escucharon las buenas nuevas del evangelio, se regocijaron, alabando y honrando la Palabra de Dios, y fueron glorificados. (Véase Hechos 13:48) Estaban llenos de un gozo que provenía de la alabanza que el Espíritu Santo había provocado en ellos, y esa alabanza cambió su ser interno y les dio verdadera alegría. Cuando el Espíritu Santo nos da su gloria, debemos disfrutarla, apreciarla y decirle a Él lo maravilloso que es por dárnosla.

Tony Evans describe la importancia del Espíritu Santo en la vida del creyente de una manera sorprendente.[5] Su analogía es la de un «puente de cables eléctricos» para establecer una conexión de Jesús hacia nosotros. ¿Te imaginas tener cables de conexión para usar en la mañana a fin de que tu mente arranque de la manera correcta? La conexión para sentir las promesas de Dios es cierta para todo tu ser. Se trata de cables que realmente nos hacen sentir que Jesús está dentro de nosotros por el poder del Espíritu Santo. La analogía de Evans con respecto al Espíritu Santo es solo una de las muchas descripciones de cómo Dios obra en nosotros cuando nos disponemos a abandonarnos a Él y buscamos que el Espíritu Santo obre a través de nuestra vida. Todo esto es para un fin: glorificarlo y vivir con Él en amor, disfrutándolo y exaltándolo por siempre.

ENCONTRAR LA FELICIDAD

Felicitas (Felicidad) era una sierva santa que vivió alrededor del año 200 d.c. Ella fue ejecutada porque se negó a renunciar a su creencia en Dios. Incluso cuando fue condenada a muerte, no negó a Cristo, sino que murió alabándolo. La suya es la historia de una joven que deseaba a Dios sobre todas las cosas. La devoción de Felicitas a Cristo nos enseña que es posible tener la alegría suprema de Dios si de verdad creemos y confiamos en Él, independientemente de nuestras circunstancias. Esa actitud se puede llamar *felicidad*, la tranquilidad de Dios personificada. Felicitas, la santa, tenía esa divina presencia dentro de ella. Debemos buscar lo mismo. Su fe en Dios y su amor por Él son un ejemplo poderoso para nosotros hoy.

Cuando acudimos a Dios con arrepentimiento y fe, descansamos en la paz de que Él será Jehová-jireh, el gran Proveedor de todo. (Véase Génesis 22:14.) Tenemos satisfacción, paz y gozo en Dios. Esto constituye una evidencia de que estamos en la posición adecuada con respecto a Dios y sometemos nuestra naturaleza pecaminosa. Entonces las cosas del mundo serán consideradas desde la perspectiva apropiada y las disfrutaremos más, porque estamos alineados con Él.

La bendición que recibimos de Dios nos llena y complace. Las satisfacciones que intentamos obtener del mundo —bienes materiales, admiración y respeto de los demás, y placeres sensuales— a la larga nos dejan con el vacío más grande. Creemos que nos satisfarán, pero nunca están a la altura de nuestras expectativas. El vacío que sigue es abrumador y conduce a la mayor desesperación, incluso si tenemos todo lo que queremos. Cuando los jugadores de fútbol en la NFL ganan ese anillo del campeonato —algo que han buscado durante toda su carrera— pueden experimentar un gran sentimiento de vacío aun al poseer ese anillo si eso es todo lo que tienen. Sin una relación con Dios, incluso los logros más grandes en la vida no satisfacen nuestros anhelos de realización más profundos. La felicidad y la satisfacción verdaderas no están presentes en el mundo; están presentes solo en conocer a Cristo.

Nos volvemos como Dios cuando recibimos su amor y a cambio lo amamos con todo nuestro corazón. ¿Qué es lo que gobierna en nuestros corazones? ¿Es el amor a Dios? La Palabra nos dice cómo es el amor a Dios. Cuando amamos a Dios, buscamos hacer lo que su Palabra dice. (Véase 1 Juan 5:3) Resulta importante que sintamos el amor de Dios por nosotros. Cuando estamos desanimados, debemos buscarlo para reavivar en nuestro corazón ese sentimiento de su gran amor por sus hijos.

Richard Baxter, un teólogo del siglo diecisiete, notó que el amor, el deseo, la esperanza y el coraje nos llevan a un gozo en Dios. Él dijo que tales emociones, afectos o influencias sobre el corazón fluyen de nuestro ser más íntimo al alabar a Dios por la excelencia de Cristo. Luego nos alejamos y encontramos que las alegrías externas no significan nada si Cristo no está en ellas. Ese es un lugar peligroso para vivir, en el cual la depresión y la ansiedad acechan.

Le llamo «ensanchamiento del cuello» cuando abrazamos la disposición interna de darle a Dios nuestros afectos, porque estos afectos básicamente producen una abertura entre la cabeza y el corazón. Todo lo que pensemos debe ser contemplado de una manera piadosa, y esas cosas se convierten en parte de nuestro corazón y permean todo nuestro cuerpo. Si bien es importante pensar en tales cosas, también resulta importante tener afectos fuertes por ellas. No solo podemos ser lógicos dentro de nuestra cabeza; debemos alabar con nuestro corazón.

La relación de todo corazón de una persona con Dios es la fuente de su alegría. Todo lo que hacemos para vivir nuestra vida en comunión con Dios debe promover ese gozo. Es necesario que el corazón eleve al alma en lo que Baxter llamó «contemplaciones celestiales».[6] Debemos amar y ser amados. Entonces sentimos esta felicidad, este fulgor, este afecto que todo lo que anhela es estar cerca de Dios.

La felicidad constituye una manera descriptiva de referirse a la influencia del Espíritu Santo en nosotros. Él nos ayuda a desarrollar el fruto del Espíritu en nuestra vida (Gálatas 5:22-23), incluidos el gozo y el contentamiento. Sin embargo, la felicidad no siempre es algo constante en lo que respecta a nuestros afectos, porque no siempre estamos totalmente comprometidos con el Señor. El cielo sabe que todos hemos dejado que nuestros pensamientos y nuestras acciones se vuelvan pecaminosos y como resultado hemos experimentado el eclipse de la felicidad y la tranquilidad de Dios. Hay momentos en que estamos muy llenos de cualquier cosa en la vida que no es la felicidad. Estamos llenos de las cosas del mundo, y nos alejamos de nuestra comunión con el Señor. Felizmente, cuando recordamos los tiempos de mayor felicidad que una vez experimentamos, nuestro corazón se rompe y esto nos hace buscar al Señor nuevamente. Entonces somos restaurados a su presencia a través del arrepentimiento y ya no viajamos por el camino que conduce a más mentiras y daño.

Muy a menudo nos hemos alejado y contentado con sombras vanas y falsas imaginaciones de piedad y religiosidad, sin creer verdaderamente en sus promesas. Los afectos que conducen a la felicidad son avivados por impresiones divinas y tocados por nuestra fe en él. Cuando usted ve a un hermano o hermana en Cristo, y él tiene abundancia de gozo y felicidad, estamos viendo el desbordamiento del gozo del Espíritu Santo en su vida. Esta es la bendición que debemos buscar con todo nuestro corazón. Que cada uno de nosotros ore.

Señor, ayúdame a abrir los ojos y ver que todo mi propósito es amarte y agradarte por siempre en un estado de alegría y satisfacción en el Espíritu Santo.

PREGUNTAS DE DISCUSIÓN

¿Puede pensar en un ejemplo de su vida donde se haya dado la conexión entre la alegría, el amor y la entrega? Descríbalo.

¿Cómo afecta su vida de oración su relación con Dios? ¿La ve como una conversación de dos vías entre usted y el Señor?

¿Hay cosas que necesita reorganizar para asegurarse de que su tiempo de oración con Dios sea lo primero?

¿Cómo lo ayuda el Espíritu Santo en este proceso?

RASGOS DE UNA **VIDA DESCANSADA**

ARL PALMER, AL hablar de *Cartas del diablo a su sobrino*, de C. S. Lewis, describió la alegría como una «aceleración significativa, un ritmo con el carácter de Dios».[1] No permanecemos quietos. Nos involucramos física y mentalmente cada vez más en el carácter justo y amoroso de Dios, ya que estamos entregados a Él. Volvamos a Gálatas 2:20, que dice: «Ya no vivo yo, sino que Cristo vive en mí» (NVI). Esto significa que queremos lo que Dios quiere. Nos volvemos cada vez más como Él. Y a medida que nos llenamos de su amor, las emociones negativas son expulsadas de nuestra psique. Nuestros corazones descansan cuando encontramos nuestra fuerza interior en Dios.

¿Alguna vez ha compartido con una pareja que ha estado casada por mucho tiempo? Su matrimonio los ha transformado. Uno se ha vuelto igual al otro. En realidad, a veces terminan las frases de su cónyuge, ya que comparten una sola mente y un solo corazón. Existe una armonía entre ellos. Su amor mutuo los llena de alegría, paz, gentileza y bondad. Y esa actitud se traslada a sus relaciones con otras personas. Su relación amorosa los ha unido verdaderamente.

Un corazón que descansa en la redención, un «corazón descansado», no está orgulloso de su dedicación, ni se siente moralmente superior. No, más bien es uno que reconoce: «No soy nada; Jesús es todo. No puedo hacer nada. Lo necesito a Él para todo». Un corazón en reposo es un corazón quebrantado y vacío del amor a uno mismo. Está lleno de gratitud humilde debido a la comprensión de que el Hijo de Dios nos amó y tuvo compasión de nosotros cuando aún éramos pecadores, y luego nos llenó con su presencia llena de gracia en el momento en que dirigimos nuestro corazón hacia Él.

Cuando descansamos en la redención de Dios, entregándole en verdad nuestra vida, recibimos la vida divina a través de nuestro Señor y Salvador. Nuestros corazones entregados encuentran gozo en el Señor, y nuestras vidas están llenas de las mismas cualidades espirituales que el matrimonio: amor, alegría, paz, paciencia, amabilidad, bondad, fidelidad, humildad y dominio propio. (Véase Gálatas 5:22-23, NVI) Este fruto del Espíritu Santo nos transforma, y nuestras relaciones con los demás cambian como resultado.

Cuando nos encontramos cerca de Dios, su imagen queda estampada en nosotros. Somos transformados. No puede ser de otra forma. Somos cambiados debido a que el Espíritu Santo vive en nosotros. El apóstol Pablo nos instruyó a vivir y caminar en esa relación con Dios, renunciando a los antiguos apegos a las maneras del mundo.

No os conforméis a este siglo, sino transformaos por medio de la renovación de vuestro entendimiento, para que comprobéis cuál sea la buena voluntad de Dios, agradable y perfecta.

— ROMANOS 12:2

Nuestro ser debe ser transformado desde adentro hacia afuera. Nuestros viejos procesos de pensamiento deben tomarse cautivos mientras somos renovados por su Palabra y en la oración y la adoración: a través de la capacitación y el estímulo del Espíritu Santo. Nuestras vidas cambian a medida que cultivamos una relación íntima con nuestro Salvador, permaneciendo en comunión continua con Él por medio de la oración y el estudio de su Palabra. Veamos algunos de los cambios dramáticos que ocurren cuando le entregamos nuestros corazones y mentes a Dios.

LA VISTA ETERNA

Muchas personas son miopes. Ellas solo ven las cosas que están cerca. Todos nosotros podemos ser miopes espiritualmente, viendo solo las cosas que están cerca en lo que respecta a nosotros y a quienes nos rodean. Podemos dejar de ver el panorama general. Santiago 4:14 describe esta miopía: «¡Y eso que ni siquiera saben qué sucederá mañana! ¿Qué es su vida? Ustedes son como la niebla, que aparece por un momento y luego se desvanece» (NVI).

Nuestra perspectiva de la vida es pequeña cuando no descansamos en el amor de Dios, entregándonos por completo a Él con la ayuda del Espíritu Santo. Cuando somos egoístas y estamos atrapados en nuestros propios dramas cotidianos, no podemos ver realmente. En contraste, cuando creemos en sus promesas, nuestro enfoque ya no está en las cosas de este mundo. Vemos el panorama distante: la eternidad, la grandeza de toda realidad divina. Es entonces que empezamos a comprender quién es realmente Dios.

El salmista entendió esta realidad cuando escribió: «¿A quién tengo yo en los cielos sino a ti? Y fuera de ti nada deseo en la tierra» (Salmos 73:25). Cuando nuestros corazones se entregan a Dios a través del Espíritu Santo, ya no depositamos nuestra fe en nuestras propias habilidades, sino que confiamos en Dios. Isaías 2:22 dice: «Dejaos del hombre, cuyo aliento está en su nariz; porque ¿de qué es él estimado?».

Cuando estamos enfocados en Dios, tenemos un entendimiento más completo y profundo de lo mucho que necesitamos al Señor, y podemos adorarlo por su poder y majestad. A medida que buscamos continuamente su corazón, las cosas de este mundo se perciben bajo una perspectiva adecuada, y podemos disfrutarlas mientras nos alineamos con Él.

Cuando realmente nos rendimos ante Dios con arrepentimiento y fe, le entregamos nuestro ego, nuestra independencia, nuestros deseos y nuestras preocupaciones con respecto al futuro. No resulta fácil renunciar a este control. Como seres humanos nos gusta estar a cargo de nuestra vida. Y el mundo nos dice que debemos tener el control. Sin embargo, cuando cultivamos una relación con Dios, Él nos muestra nuestro orgullo y nos ayuda a humillarnos en su presencia. Entonces comenzamos a ver a Dios como deberíamos. Al ver la vida a través de los ojos de Dios, entendemos que solo su presencia puede satisfacer nuestros corazones. Él nos proveerá todo lo que necesitamos a fin de cumplir su voluntad para nuestras vidas. Y a medida que aprendemos cada vez más a confiar implícitamente en Él, comenzamos a encontrar una satisfacción y una realización profundas en su amor. Es entonces que aprendemos a cumplir el propósito principal del hombre, como el *Catecismo Menor de Westminster* declara: «glorificar a Dios, y gozar de él para siempre».

PAZ MÁS ALLÁ DEL ENTENDIMIENTO

Consideremos una banda de goma. Esta puede encontrarse distendida en su mano o estirada entre sus dedos. Y si se estira demasiado fuerte, se puede romper. En lo que respecta a nuestra psique podemos sentirnos con frecuencia como esa banda de goma estirada. Nos encontramos en el punto de ruptura, ya que estamos ocupados tratando de hacer las cosas con nuestras propias fuerzas. Y cuando intentamos mantener el control, básicamente nos vemos atrapados en el pecado del egoísmo. En ese momento nos hallamos estirados y tensos como una banda de goma demasiado extendida. No estamos en paz, y no tenemos la alegría que proviene de una relación con Dios. Actuamos como un niño de tres años que quiere hacerlo todo solo. Y al igual que los padres lo hacen a menudo, Dios nos dejará caer para enseñarnos que necesitamos su presencia divina y su ayuda obrando continuamente en nuestra vida.

Esto nos devuelve a la felicidad que es obra del Espíritu Santo en nuestros corazones, a la tranquilidad de Dios personificada. El camino a una vida pacífica implica entregarse y descansar en el Señor. Si descansamos totalmente en Él, no estamos estirados como una banda de goma. Si nos entregamos totalmente a Él para hacer su obra, nos sentimos relajados. Esto se produce al descansar en su Palabra: en las promesas que Él habló por medio de su boca a nuestros corazones. Si nos encontramos ocupados orando y alabando su majestad, nos sentimos en paz, porque estamos donde el Señor quiere que estemos, haciendo lo que Él nos creó para hacer. Vivimos llenos de su tranquilidad.

Ciertamente podemos pensar que hemos encontrado la felicidad y la alegría mientras vivimos en el pecado, pero son una felicidad y una alegría falsas. Con cada actividad impía nos estiramos más y más al sentir nuestra culpa mientras buscamos nuestro propio placer. En cambio, necesitamos buscar a Dios y descansar en su amor, lo cual nos brinda una felicidad genuina.

Esquiar en la nieve, una actividad que he disfrutado, puede ser una imagen de una vida que se entrega a Dios. Al esquiar, cuando usted está listo para hacer un giro, se inclina y mira hacia abajo. Sus rodillas se flexionan hacia la colina, sus pies se apoyan en sus bordes, y todo su cuerpo cae. A esto se le llama anticipación. Simplemente mira hacia abajo de la colina con todo el cuerpo en descenso y listo. Depender de la pendiente para que lo lleve cuesta abajo es como depender del Señor. Cuando aprende a rendirse a la pendiente, esquiar se vuelve fácil y usted necesita hacer mucho menos esfuerzo. Puede esquiar cuesta abajo en línea recta luego del primer giro con facilidad. Cuando se termina ese primer viraje, usted se prepara para anticipar el siguiente y luego continuar descendiendo a través del mismo. Una vez que aprende a pasar de un estado de anticipación a otro, se desliza por medio de los giros y el esquí se vuelve divertido y fácil.

¿Cómo aplicamos eso a nuestra vida diaria? Cuando atravesamos los «giros» de nuestra vida con Dios en un estado de anticipación, creyendo en sus promesas, entonces resulta fácil esquiar a través del terreno liso. Y cuando experimentamos la fuerza de su gravedad, también podemos negociar los puntos difíciles más fácilmente. Rendirnos a Él para que nos guie nos llena de alegría, ya que su presencia es nuestra ayuda.

El salmista describe bellamente este lugar de descanso en el Señor en Salmos 131: «Jehová, no se ha envanecido mi corazón, ni mis ojos se enaltecieron; ni anduve en grandezas, ni en cosas demasiado sublimes para mí. En verdad que me he comportado y he acallado mi alma como un niño destetado de su madre; como un niño destetado está mi alma» (vv. 1-2).

Cuando nos entregamos a Dios, no tenemos otro propósito que no sea descansar en el Señor y escucharlo. Buscamos al Espíritu Santo, a través de la fe y la oración, para controlar nuestra dirección. No intentamos manipular lo que sucede. Le pedimos al Espíritu Santo que determine nuestro tiempo, nuestro estado de ánimo y nuestras acciones. Simplemente decimos: «Espíritu Santo, mi vida es tuya. Anticiparé tu presencia en mi vida y responderé a tu dirección hoy».

> No se inquieten por nada; más bien, en toda ocasión, con oración y ruego, presenten sus peticiones a Dios y denle gracias. Y la paz de Dios, que sobrepasa todo entendimiento, cuidará sus corazones y sus pensamientos en Cristo Jesús.

Se habla mucho acerca del agotamiento en el mundo de hoy, especialmente sobre la forma en que afecta a madres, padres, enfermeras, médicos, maestros o cuidadores. Sin embargo, cuando confiamos en la fidelidad de Dios, sentimos menos estrés ante las rigurosas demandas de la vida. Al adorar la majestad de Dios y sentir su gozo, encontramos que Él nos da la capacidad para enfrentar todos los desafíos de la vida. No somos individuos inactivos ni pasivos; somos activos —incluso energéticos— en nuestra dependencia de Dios. Esta dependencia de Él, la cual descansa en su redención, es la clave para una vida llena de alegría.

Una de las grandes lecciones espirituales que el famoso misionero Hudson Taylor aprendió mientras estaba en el campo misionero en China fue acerca de dónde descansar su fe. Mientras estuvo en Inglaterra aprendió a confiar en Dios para sus necesidades sin permitir que ninguna otra persona supiera sobre ellas.[2] Dios honró esta fe al proporcionarle todo lo que necesitaba para su vida y su ministerio. Él continuó con su principio de no decirle a nadie más que a Dios lo que necesitaba, incluso mientras estaba en China. Sin embargo, cuando más y más jóvenes misioneros llegaron al campo bajo su cuidado y las carestías fueron mayores, luchó con la necesidad de tener una mayor fe. Mientras luchaba en su alma con esta carga, Dios entró en escena para llevarlo un paso más allá en su relación con Él. Le enseñó a no confiar en su propia fe, sino a confiar en la *fidelidad* de Dios. Es en su fidelidad, no en nuestra fe, en lo que debemos depositar nuestra confianza. Cuando Hudson aprendió a «apacentarse de la fidelidad» (véase Salmos 37:3, RVA-2015), su carga desapareció y su alegría regresó. Descansar en la fidelidad de Dios es nuestra fuente de paz y alegría en medio de todas nuestras pruebas. Escuchemos lo que dice el Espíritu de Dios: «Fiel es el que os llama, el cual también lo hará» (1 Tesalonicenses 5:24). «Fiel es el que prometió» (Hebreos 10:23).

Hay momentos en que todos sentimos que la carga de las preocupaciones de la vida es demasiado pesada para nosotros. Hay cosas en nuestra vida que no podemos controlar. Sin embargo, existe una respuesta para nuestro dilema, y es descansar y regocijarnos en la fidelidad de Dios. La paz y la alegría que encontramos cuando confiamos en Él constituyen una promesa segura de que su alegría continuará perfeccionándose en nosotros por toda la eternidad. Oremos.

> *Querido Señor, ayúdame a descansar en ti. Toma mis cargas y déjame disfrutar de la paz que viene al entregarte mi vida. Señor, deja que tu Espíritu Santo llene cada espacio de mi ser. ¡Dirígeme! ¡Redargúyeme! ¡Dame sabiduría y fuerza! Déjame conocer la dulce comunión de mi corazón con el tuyo. Amén.*

OBEDIENCIA

El apóstol Pablo, escribiéndoles a los filipenses, describe a Jesús como nuestro modelo a seguir, nuestro ejemplo perfecto de entrega a su Padre.

> Haya, pues, en vosotros este sentir que hubo también en Cristo Jesús, el cual, siendo en forma de Dios, no estimó el ser igual a Dios como cosa a que aferrarse, sino que se despojó a sí mismo, tomando forma de siervo, hecho semejante a los hombres; y estando en la condición de hombre, se humilló a sí mismo, haciéndose obediente hasta la muerte, y muerte de cruz.
>
> — Filipenses 2:5-8

Para vivir en obediencia al Padre como lo hizo Cristo, debemos ser humildes, obedientes y estar dispuestos a morir a nuestro propio egoísmo. Eso suena como una tarea difícil. Sin embargo, no se trata de una tarea triste que se nos impone como cristianos. El Espíritu Santo obra en nuestros corazones para hacer que deseemos a Dios por encima de todas las otras cosas. Estamos ansiosos por amarlo, creer en él, obedecerlo y servirlo. A medida que permitimos la obra del Espíritu Santo en nuestra vida, crecemos en la confianza que proviene de la fe en su gracia. Consideremos las recompensas de esta mentalidad alegre. Mientras caminamos en obediencia a la Palabra, tenemos la seguridad de que Dios está en control de nuestra vida. Y recibimos los beneficios de disfrutar de una relación de todo corazón con Él, quien nos ama y proveerá para nosotros.

Nunca debemos pensar que podemos aprender a descansar en Dios como resultado de nuestra propia iniciativa, determinación o mérito ante Dios. Esas actitudes reflejan orgullo. Todos éramos como ovejas extraviadas cuando Jesús vino, nos encontró y nos puso sobre sus hombros, regocijándose de haber encontrado a su oveja perdida. (Véase Lucas 15:5). Estábamos siguiendo voces e influencias equivocadas hasta que Él vino y nos apartó de nuestros caminos autodestructivos. Jesús dijo: «Mis ovejas oyen mi voz, y yo las conozco, y me siguen» (Juan 10:27).

Cuando descansamos en Dios, no estamos llenos de orgullo, arrogancia o egoísmo. Nos hemos humillado para buscar a Dios y obedecer sus mandamientos. ¿Recuerda el fruto del Espíritu: amor, alegría, paz, paciencia, amabilidad, bondad, fidelidad, humildad y dominio propio? (Véase Gálatas 5:22-23, NVI.) Estas son las cualidades espirituales divinas que nos llenan a medida que nos entregamos a Dios y su voluntad. Estas características piadosas afectan no solo nuestra relación con Dios, sino también nuestras relaciones con los demás. Al igual que sucede con la pareja casada cuyo amor se extendió a todas las áreas de sus vidas, el fruto divino de una vida que descansa en Dios cambia la forma en que nos relacionamos con los otros.

Cuando estamos descansando en Dios, es más fácil renunciar a las pretensiones, el orgullo y la arrogancia que pueden destruir las relaciones con los demás. En cambio, respetamos a los otros con una dignidad piadosa. Los tratamos con amabilidad y amor. Podemos ser transparentes con ellos sin la necesidad de «encubrir las cosas».

La primera pareja, Adán y Eva, estaban libres de vergüenza y no sentían la necesidad de ocultarle nada a Dios o el uno al otro mientras vivían sin pecado. Eran transparentes entre sí. No ocultaban sus sentimientos. Disfrutaban de una relación verdaderamente íntima. Solo después de que desobedecieron el mandato de Dios, se escondieron de Él y sintieron la necesidad de cubrirse con ropa. De la misma manera, solo podemos ser verdaderamente transparentes en nuestras relaciones con los demás cuando estamos descansando en Dios y no sentimos la necesidad de ocultarnos detrás de acciones y actitudes falsas.

Mientras usted declara estas oraciones que aparecen al final de los capítulos, lo animo a que las convierta en su comunión con Dios, transparente y de persona a Persona, en respuesta a lo que Él le está enseñando.

> *Padre, gracias por el amor, la alegría, la paz, la paciencia, la amabilidad, la bondad, la fidelidad, la humildad y el dominio propio. Ayúdame a experimentar este fruto en mi vida todos los días. Padre, me has dado tu Espíritu Santo y me has hecho tu hijo. ¡Siempre me asombras!*

PREGUNTAS DE DISCUSIÓN

Describa con sus propias palabras cómo se ve la vida de una persona que descansa en Dios.

¿Cómo tener una perspectiva eterna cambia sus pensamientos y acciones?

¿Cuándo fue la última vez que se sintió en paz? ¿Cómo lo ayuda a encontrar la paz entregarle sus preocupaciones al Señor y confiar en su fidelidad?

Describa las maneras en que usted siente que Dios lo está llamando a vivir para Él y servirlo. ¿Está dispuesto a obedecerlo?

CAPÍTULO 6

EL COMPROMISO DE
PERMANECER EN REPOSO

NA VIDA LLENA de un gozo infinito y glorioso es una vida que descansa continuamente en Dios. No siempre resulta fácil permanecer descansando en Dios cuando nos enfrentamos a situaciones difíciles en la vida o nos vemos tentados por los deseos mundanos, las emociones dañinas y otros factores desencadenantes de la depresión y la ansiedad. Por eso resulta esencial que cultivemos un estilo de vida que implique pasar tiempo cada día en una comunión sosegada con nuestro Señor, buscándolo en su Palabra y en oración. El Espíritu Santo nos ayuda en nuestras oraciones y nos permite comprender las Escrituras, dándonos poder para enfrentar los desafíos de la vida con la paz y el gozo que provienen solo de Cristo. Jesús prometió que el Espíritu Santo nos guiaría a toda la verdad (Juan 16:13) y que «me glorificará [a Jesús]; porque tomará de lo mío, y os lo hará saber» (v. 14).

Resulta importante recordar que así como la vida es un viaje, vivido en un momento, una hora y un día a la vez, nuestra actitud de descansar en Dios implica un viaje progresivo. Considere la analogía del trapecista que debe soltar una barra antes de que pueda comenzar a balancearse en la siguiente. De la misma manera, debemos abandonar las «barras» que representan al mundo y nuestra propia voluntad y deseos para poder aferrarnos a las «barras» del Señor. Debemos aprender cada vez más a ya no desear las cosas de este mundo, sino a encontrar la verdadera satisfacción de nuestro corazón solo en Él. Eso requerirá de nuestra disposición a entregarle todo y confiar en Dios en cada área de nuestra existencia, así como también en medio de los desafíos de la vida.

Y al igual que un trapecista cambia de una barra a otra, debemos tener el coraje para renunciar a la voluntad propia y entregarnos totalmente a Dios. Esto no es un evento de una sola vez. Se trata de un proceso que nos lleva a través de todo tipo de situaciones en la vida a medida que construimos nuestra relación con Dios el Padre, Dios el Hijo y Dios el Espíritu Santo. Considere la relación que ha construido y está construyendo con su cónyuge. Esa relación no se desarrolló de la noche a la mañana. Hubo un momento en el que se conocieron, el momento en que se dio cuenta de que estaba enamorado, y el momento en el que realmente se comprometió con esa persona. E incluso después de ese compromiso, los dos no vivieron en perfecta unidad todo el tiempo. Ustedes han tenido desacuerdos y malentendidos mientras aprendían a amarse y entenderse mutuamente. Sin embargo, cuando la armonía y la unidad son restablecidas, el amor es mayor; la alegría de volver a estar juntos y seguir enamorados resulta más dulce. Y usted ha adquirido una comprensión más profunda acerca de su cónyuge.

Esa es una imagen de nuestra relación de amor con Dios. Las Escrituras dicen que «nosotros le amamos a él, porque él nos amó primero» (1 Juan 4:19). Cuando respondemos a su amor, le confiamos nuestra vida. No obstante, a veces luchamos en nuestra relación con Dios. Nos resulta difícil renunciar a nuestra independencia o a los deseos personales que no forman parte de su plan para nuestra vida santa. En ocasiones podemos pensar que hay algo mejor en el mundo de lo que Él puede proporcionarnos. Y con demasiada frecuencia estos conflictos nos hacen retroceder a la hora de rendirnos totalmente a Dios.

UNA LECCIÓN DE CONFIANZA

A fin de permanecer en una actitud de reposo con Cristo, necesitamos aprender muchas lecciones que profundizarán nuestra confianza en Él. Las Escrituras están llenas de ejemplos de personas que han enfrentado la dificultad de permanecer constantemente entregadas a la voluntad de Dios para sus vidas.

Un ejemplo del Antiguo Testamento es la historia del rey Asa

(2 Crónicas 14–16). Cuando Asa comenzó su reinado, era un gran guerrero y reformador religioso. Confiaba en Dios para hacer grandes cosas y había descubierto que Él era fiel para obrar más allá de lo que Asa podía pedir o pensar. Por ejemplo, él oró pidiendo ayuda para su nación contra un enemigo poderoso: «Señor, solo tú puedes ayudar al débil y al poderoso. ¡Ayúdanos, Señor y Dios nuestro, porque en ti confiamos, y en tu nombre hemos venido contra esta multitud! ¡Tú, Señor, eres nuestro Dios! ¡No permitas que ningún mortal se alce contra ti!» (2 Crónicas 14:11, NVI). Dios respondió a su oración, y Asa y sus tropas obtuvieron la victoria en la batalla.

Sin embargo, entonces el reino de Asa fue amenazado por el rey del norte de Israel, Baasa. En lugar de confiar en Dios, Asa hizo un trato con el rey de Siria para que los ayudara a ganar esta batalla. Él olvidó que con Dios nada es imposible. El profeta Hanani reprendió a Asa por confiar en Siria en lugar de en el Señor para derrotar a su enemigo. El rey estaba tan enojado que envió al profeta a la cárcel y continuó alejándose de Dios. ¿Qué le dijo Hanani?

> Los ojos del Señor recorren toda la tierra para fortalecer a los que tienen el corazón totalmente comprometido con él.
>
> — 2 Crónicas 16:9, NTV

El profeta exhortó a Asa a recordar el amor y el poder de Dios, los cuales les mostraría a aquellos cuyos corazones estuvieran comprometidos con Él. El rey olvidó cómo Dios le proveyó en la batalla anterior y dejó de confiar en Él para confiar en el hombre. Olvidó que Dios se deleita en mostrarse fuerte en favor de aquellos cuyos corazones están entregados a Él.

El mensaje del profeta fue que Dios cuida y fortalece «a los que tienen el corazón totalmente comprometido con él». Otras traducciones dicen que a los «que tienen corazón perfecto para con él» (RVR-1960) o «a quienes le son fieles» (NVI). En nuestra relación con Dios no hay nada que pueda sustituir a la entrega total de nuestras vidas en sus manos amorosas. La palabra hebrea que se traduce aquí como «comprometido» proviene del verbo raíz *shalom*, que significa «paz, amistad; especialmente con Dios en la relación de pacto». Resulta significativo que también se traduzca como «seguridad».[1]

No puede haber paz o seguridad sin comprometer totalmente nuestros corazones a Dios.

La palabra *shalom* se usa de nuevo cuando Nehemías reconstruyó los muros de Jerusalén. Él *shalomed* los muros, lo que significa que los completó. (Véase Nehemías 6:15.) Aquellos cuyos corazones están «shalomed» a Dios están comprometidos con Él o le son leales. Ellos están en paz —shalom— con Dios. Cuando no confiamos en nuestra propia fuerza, sino que ponemos la vista en la majestad de Dios y su gran amor por nosotros, tenemos corazones alegres y descansados que confían y dependen de Él y creen en sus promesas.

Dios mío y Rey mío, que mi corazón nunca olvide tus promesas, y que me transforme a través de la entrega a ti.

LECCIONES APRENDIDAS DE LA VIDA DIARIA

Así como el rey Asa se alejó de una relación con Dios, nosotros también nos vemos tentados en nuestra vida a hacer lo mismo. A menudo nos sentimos atraídos por las cosas y las maneras de este mundo. Nos desviamos en nuestro caminar con Dios, y perdemos nuestro gozo en Él. Nuestro enfoque cambia de Dios a nosotros mismos, y tratamos de recuperar lo que una vez le entregamos.

¿Por qué sucede esto? A veces las cosas van bien en nuestra vida, y comenzamos a depender de estas circunstancias felices para satisfacer a nuestro corazón. Entonces nos olvidamos de confiar en Él y comenzamos a pensar que realmente podemos atribuirnos el mérito por lo bueno de nuestra vida.

O a veces nos vemos atrapados en nuestros problemas diarios. Nos enfocamos tanto en ellos que nos destruyen cada vez más, y nos olvidamos de buscar a Dios. Un corazón descansado siente verdadera alegría en la presencia de Dios. No obstante, hay momentos en que sentimos que Dios está muy lejos. Enfrentamos decepciones y nos preguntamos por qué Dios lo permitió. Hay un proverbio que explica este dilema: «La esperanza que se demora es tormento del corazón; pero árbol de vida es el deseo cumplido» (Proverbios 13:12). Todos hemos tenido metas o esperanzas en nuestra vida que no se materializan. Sin embargo, nuestros corazones se enferman cuando nos vemos atrapados en la decepción y el dolor de esa esperanza fallida. Entonces, a menos que le llevemos nuestro dolor a Dios y nos comprometamos con Él, comenzaremos a caminar por un camino de amargura, resentimiento y autocompasión debido a esa pérdida. No pudimos conseguir lo que queríamos, y nos enojamos por ello. Ese es un terreno fértil para que la depresión se arraigue.

No hay espacio para Dios en ese tipo de mentalidad. No estamos descansando en la redención. Somos egoístas y queremos regodearnos en nuestra miseria. Entonces el Espíritu de Dios se mueve dentro de nosotros, y nos damos cuenta de la distancia que hay entre nuestro corazón y nuestro Dios. Nos sentimos solos y frustrados. Vemos una vez más que no podemos confiar en nosotros mismos. Si nos volvemos a Dios y determinamos confiar en su amor por nosotros, creyendo que Él es nuestra porción en esta vida y nuestro todo en todo, conoceremos una vez más el gozo del compromiso total con Él. Y la alegría de esa reunión con su presencia nos llena de nuevo. Experimentamos lo mismo que el salmista cuando escribió:

> Convertiste mi lamento en danza; me quitaste la ropa de luto y me vestiste de fiesta.
>
> — Salmos 30:11, NVI

Querido Señor, ayúdame todos los días a examinarme a mí mismo y entregarte cada área de mi vida. En tus brazos amorosos estoy satisfecho, no con las delicias de este mundo, sino con tu alegría.

¿HACER O SER?

¿Conoce a alguien que sea uno de los primeros en levantarse, organizarse y comenzar a moverse enérgicamente, pasando de una tarea a la otra? Esta persona encuentra una gran satisfacción simplemente *haciendo* las tareas necesarias. Tal vez esa persona es usted. Sin embargo, si no tiene cuidado, toda la energía que destina a completar las tareas pueden distraerlo de depender del Señor para que lo llene de su presencia.

Ya sea que seamos los primeros en levantarnos por la mañana o no, debemos recordar que todo lo que hacemos en medio de nuestras tareas, encargos y deberes se enfoca en actividades temporales. Comenzar nuestro día pasando tiempo con el Señor, en comunión con su corazón lleno de amor, enfocará nuestras mentes en las realidades *eternas* de caminar con Él y descansar en su amor. Las cosas eternas son invisibles. Cuando nos enfocamos en ellas por fe, tenemos los placeres de Dios en nuestro corazón para que nos ayuden a descansar en su amor. En ese lugar de descanso divino, encontraremos que también disfrutamos del amor de Dios en nuestro trabajo.

El Evangelio de Lucas narra una historia sobre dos hermanas con un conflicto similar entre las acciones de las manos y las actitudes del corazón. Jesús y sus discípulos se detuvieron en la casa de María y Marta para visitarlas y comer. Marta se apresuró a preparar las cosas para la cena, y comenzó a inquietarse porque María solo se sentó a los pies de Jesús, escuchando lo que Él decía. Marta le preguntó: «Señor, ¿no te da cuidado que mi hermana me deje servir sola? Dile, pues, que me ayude» (Lucas 10:40). Entonces Jesús le respondió:

> Marta, Marta [...] estás inquieta y preocupada por muchas cosas, pero solo una es necesaria. María ha escogido la mejor, y nadie se la quitará.
>
> — LUCAS 10:41-42, NVI

Hay muchas personas como Marta. Ellas están orientadas a lograr que las cosas se lleven a cabo, marcarlas en las listas de quehaceres, y pasar a otra tarea. Aquellos que aman a Dios y se relacionan con el enfoque de la vida de Marta no son gente sin esperanza. Pueden vivir una vida comprometida descansando en su redención mientras recuerden qué es lo más importante: deben dedicarse diariamente a buscar a Dios y permitirle que establezca prioridades en su lista de tareas pendientes.

Por ejemplo, una Marta podría establecer una meta de leer toda la Biblia. Si recuerda mirar a los ojos del Señor mientras lee, puede convertirse en una María. La persona tiene que preguntarse si realmente busca a Cristo en su lectura o si está demasiado ocupada cumpliendo con la tarea, es decir, simplemente leyendo la Biblia. ¿Le está pidiendo al Señor que la llene con su presencia mientras lee las Escrituras, o está muy determinada a lograr su objetivo de completar la «tarea»?

O bien le estamos pidiendo que revele su vida dentro de nosotros, o hemos desviado nuestra mirada de Él. Necesitamos detenernos y escuchar a Dios a fin de trabajar en una relación cercana con Él que nos ayude a entregarle nuestra vida a diario. Oremos.

Señor, enséñame al igual que a Marta a ser más como María. Enséñame a no tratar de probarme a mí mismo con tareas y obras, por muy buenas que sean. Enséñame a acercarme a ti con mansedumbre. Enséñame a ser franco y honesto, y muéstrame que no importa nada más que tú.

¿BUSCAR LO QUE QUEREMOS O LO QUE DIOS QUIERE?

El corazón apacible es vida de la carne; mas la envidia es carcoma de los huesos.

— Proverbios 14:30

La *codicia* puede ser una de las cosas más grandes que nos impiden el tipo de descanso en Dios que trae paz a nuestra alma y nuestro espíritu. El diccionario define *codiciar* como «desear mucho o con envidia».[2] Para los cristianos, eso significa que nuestro corazón desea algo con más fuerza de lo que desea una relación con Jesús.

Las Escrituras ofrecen una percepción sorprendente de la razón por la que los fariseos querían que un gobernante pagano, Pilato, crucificara a Cristo. Esta declara que Pilato «sabía que por envidia le habían entregado» (Mateo 27:18). Ellos estaban molestos porque todas las personas seguían a Jesús. Codiciaban el poder y el amor del pueblo que Jesús recibió debido a que estaba totalmente comprometido a hacer la voluntad de su Padre. Así que por envidia los fariseos entregaron a Cristo para que fuera crucificado. No debemos permitir que la codicia o la envidia nos separen de nuestra relación piadosa de descansar en el Señor. Si lo hacemos, no tendremos verdadera paz y alegría.

En todas las facetas de la vida, podemos destruirnos a nosotros mismos al querer las cosas equivocadas o incluso desear demasiado de lo que ya tenemos. Queremos tener cuando no necesitamos. Nuestros deseos nos impiden disfrutar de la alegría de las relaciones que son piadosas: una relación piadosa entre nosotros y una relación piadosa con nuestro Redentor.

Las personas que codician muchas cosas frecuentemente están

ansiosas por todo y reaccionan de manera exagerada a todo lo que les sucede en sus vidas personales, su trabajo y sus relaciones. Algunos incluso destruyen su matrimonio al querer otras cosas más que una relación sana y amorosa con su cónyuge, especialmente si se involucran en otras relaciones. Preocuparse demasiado por las cosas de este mundo definitivamente tendrá un impacto negativo en nuestra relación de todo corazón con Dios, así como en otras facetas de la vida. Marcos 4:19 dice: «Pero los afanes de este siglo, y el engaño de las riquezas, y las codicias de otras cosas, entran y ahogan la palabra, y se hace infructuosa».

Tal vez usted vea este motivo interno y destructivo de codiciar en sus propias actitudes envidiosas, en sus relaciones con los colegas, en las relaciones interpersonales. Esto destruye su productividad, su paz dentro del lugar de trabajo y todo lo demás en su vida debido a que usted siente envidia de otra persona. En lugar de dar gracias por lo que tiene y sentirse agradecido y bendecido, siente envidia hasta el punto de negar su propio lugar en la vida y, ciertamente, su comunión con Cristo. Envidiar las cosas mundanas lo aparta de su entrega a Él, porque le impide descansar en el Señor. Lo mantiene en el mundo más que enfocado en lo eterno. Le impide expresar su fe y su alegría.

Las cosas que usted codicia también le impiden disfrutar de aquello que tiene. Hay una vieja historia acerca de cuatro vacas en un campo. El campo estaba dividido en cuatro secciones con cercas, y cada vaca tenía su propio espacio para disfrutar. Sin embargo, cada animal extendía su cuello a través de la cerca, tratando de obtener el pasto que se encontraba en la sección de otra vaca. Esa es una imagen gráfica de la insensatez de la codicia. La codicia nos causa ansiedad y nos roba el placer de las cosas que nos han dado para disfrutarlas.

La vida descansada no se enfoca en *las cosas*. Cuando creemos en las promesas de Dios, nos llenamos de gozo, paz y justicia. Una fe abandonada pone a Dios primero, y luego somos capaces de disfrutar más plenamente de las cosas que Él nos ha dado, expresando nuestra gratitud por todo lo que hemos recibido de su mano.

La historia que Jesús cuenta acerca de un hombre rico y un pobre mendigo, Lázaro, quien come las migajas que caen de la mesa del hombre rico, es un ejemplo perfecto de la locura de hacer de *las cosas* nuestra meta en la vida. En esta historia, Jesús nos dice que no hay una correlación entre lo que poseemos en la tierra y lo que poseemos cuando morimos. Aunque Lázaro no tenía nada y sufría físicamente en la tierra, él disfrutaba de una relación con Dios. Y mientras que el hombre rico lo tenía todo, era orgulloso y arrogante, sin pensar en Dios. No obstante, sus posiciones se invirtieron cuando murieron. Lázaro fue llevado al descanso pacífico para morar en el seno de Abraham; el hombre rico levantó su rostro atormentado en el infierno (Lucas 16:19-26).

¿Significa esto que si tenemos bienes mundanos pasaremos la eternidad en el infierno? De ningún modo. Nuestras posesiones no le interesan a Dios; es nuestra actitud hacia ellas lo que importa. Lo que necesitamos es vivir una vida que no se cimiente en la obtención de bienes terrenales, sino en la búsqueda de una relación con Dios por medio de una fe abandonada y un espíritu entregado. Lázaro no tenía nada que le impidiera descansar en el Señor; el hombre rico sí. A veces permitimos que nuestras posesiones o deseos eviten que nos volvamos a Dios. Luego, cuando nos volvemos a Dios, luchamos para entregarle esas cosas.

Debemos recordar mantener controlada nuestra actitud hacia las posesiones terrenales, protegiendo nuestra vida contra el pecado de la codicia. Si comenzamos a creer que nuestras posesiones nos hacen importantes, depositamos nuestra confianza en ellas y nos volvemos orgullosos y arrogantes, pensando que nuestras propias habilidades son suficientes para satisfacer nuestras necesidades. No obstante, si recordamos que todo lo que tenemos proviene de Dios, podemos mantener nuestro enfoque en Él y vivir una vida que esté entregada a su voluntad.

> *Querido Dios, que mis ojos nunca te pierdan de vista, para que pueda enfocarme en los tesoros eternos y no en las posesiones de este mundo. ¡Muéstrame mi orgullo cada día para que no me impida caminar contigo!*

LA «ENFERMEDAD» DE LA ANSIEDAD

La ansiedad es uno de los mayores obstáculos que impiden descansar en la redención de Dios. Debemos abrazar la prescripción de Dios para la emoción destructiva de la ansiedad, la cual afecta a cada situación de la vida en la que nos encontramos. En la profesión médica, los médicos atienden a pacientes que con frecuencia se preocupan por estar enfermos. Este tipo de preocupación escala hasta convertirse en ansiedad y llega a ser una de las peores enfermedades para tratar. La misma destruye a las personas al destruir la calidad y la duración de sus vidas, cada parte de ellas. Solo hay una respuesta para una vida llena de ansiedad: rendirnos a Dios con absoluta fe en su gracia. Tal fe declara que Él es nuestra respuesta para todo. Descansar en el poder de la resurrección que nos redime es la única solución. Con frecuencia necesitamos pronunciar esta oración:

> *Querido Señor, mantenme firme en mi fe en ti y tu gracia. Ayúdame a depositar mi fe en ti cuando me sienta inclinado a confiar en mí mismo. Ayúdame para que las pruebas de la vida diaria no me distraigan, sino que dependa de tu amor y tu fortaleza. ¡Mantenme enfocado en la visión más amplia de quién eres y qué vas a hacer por mí!*

UN ESPÍRITU CRÍTICO

Un corazón lleno de amor resulta esencial para que verdaderamente descansemos en Dios. Sin embargo, a veces nuestro orgullo nos vence, y perdemos la paz y la alegría de su redención al ser críticos con los demás. Podemos desarrollar el hábito de criticar a otros para edificarnos a nosotros mismos. Cuando eso sucede, hemos perdido de vista el amor de Dios por nosotros y el gran valor que Él le confiere a nuestras vidas. No hay una afirmación superior que conocer la paz de Dios y disfrutar de su presencia mientras caminamos según su voluntad para nosotros.

Cuando intentamos medirnos por el éxito o la posición de los demás en la sociedad, y otras cosas por el estilo, perdemos de vista nuestra verdadera personalidad como hijos de Dios. No estamos caminando según sus mandamientos de amarlo con todo nuestro corazón y amar a los demás como a nosotros mismos (Mateo 22:38-40). En lugar de amar a los demás como Él nos ha amado, nos convertimos en sus acusadores y no en intercesores que buscan a Dios para su bien. Cuando comenzamos a criticar a los demás, terminamos destruyéndonos a nosotros mismos junto con las muchas cosas que son más importantes para nuestra vida, especialmente aquellas que están más cerca de nosotros.

Señor, ayúdame a seguir tu ejemplo de amor y humildad. Evita que sea crítico debido a mi propio ego y ayúdame a actuar con amabilidad, no con orgullo.

PREGUNTAS DE DISCUSIÓN

Describa un área de su vida que haya representado una lucha en su relación con Dios, algo que ha descubierto que necesita entregarle una y otra vez.

¿Qué sucede cuando retoma su vida en esa área? ¿Nota una diferencia desde el punto de vista mental, emocional o físico?

¿De qué manera reducir el paso para ver las cosas desde una perspectiva eterna cambia lo que usted quiere de las relaciones, las situaciones o su vida en general?

Pídale al Espíritu Santo que ilumine las áreas de su corazón donde ha permitido que surjan emociones negativas, como la preocupación, la ansiedad y un espíritu crítico. Escriba una oración pidiendo la ayuda de Dios para reemplazar estas emociones dañinas con su amor.

CAPÍTULO 7

¿DESCANSO O RELIGIÓN?

NTREGA. SUMISIÓN. DESINTERÉS. Estos son rasgos piadosos que caracterizan nuestra relación de amor con Dios. Cuando nos sometemos a Dios, nos llenamos de alegría. Cuando le entregamos nuestro ego y nuestra independencia a Él, rebozamos de un gozo glorioso y abundante. Estamos en paz con nosotros mismos, porque hemos encontrado la paz en Dios. Y entonces estamos llenos de alegría, ya que amamos a Dios y dependemos de Él, no de nosotros mismos.

Sin embargo, nunca olvidemos que no son nuestras obras o actividades religiosas, sino recibir y descansar en el amor de Dios, lo que constituye la fuente de nuestra vida interior para Él. Jesús dijo:

> El que bebiere del agua que yo le daré, no tendrá sed jamás; sino que el agua que yo le daré será en él una fuente de agua que salte para vida eterna.
>
> — JUAN 4:14

Antes hablamos sobre cómo las tentaciones y los problemas del mundo nos pueden alejar de una vida descansada. Sin embargo, algunas de nuestras luchas más feroces son a veces un resultado de ser seguidores de Cristo: cuando estamos tan ocupados *haciendo* todas las cosas correctas que nos olvidamos de estar quietos y escuchar a Cristo en comunión con Él a través de la oración y su Palabra. Esa tentación a estar ocupados con las *buenas* obras nos roba la paz y la alegría de Cristo, porque nuestra atención y nuestras energías se enfocan en las actividades religiosas.

Dentro de todos nosotros existe un forcejeo entre el espíritu descansado y el religioso. Ahora bien, aparentemente, tener un espíritu religioso parece ser algo bueno. No obstante, tener un espíritu religioso significa que solo estamos siguiendo la cultura religiosa, cumpliendo con las formalidades de la fe en Dios, pero sin comprometer realmente nuestra vida a buscarlo y cultivar una relación de todo corazón con Él. Cuando vivimos solo con un espíritu religioso, no amamos de verdad a Dios ni creemos en sus promesas. En lo exterior parecemos como si fuéramos religiosos, haciendo buenas obras o perteneciendo a ciertas organizaciones. En cambio, un corazón descansado que sigue a Jesús le permite a Dios cambiarnos: de presentar una apariencia externa de religiosidad a vivir en una comunión con Cristo que se refleja en una vida de alegría y amor, la cual emana de nuestros corazones y es visible en nuestras acciones.

El Antiguo Testamento nos da muchos ejemplos que ilustran los problemas que hay con un espíritu religioso. En 1 Samuel 4 se nos cuenta acerca de una serie de batallas entre los israelitas y los filisteos. En una batalla los israelitas perdieron cuatro mil hombres. Así que enviaron un mensaje a la ciudad de Silo: que llevaran el arca del pacto al campo de batalla. Los israelitas planearon llevarla a la siguiente batalla, esperando que Dios los bendijera debido a que el arca estaba presente. Esa era su tradición religiosa.

El arca contenía las tablas de la ley. Sin embargo, también poseía una cubierta de expiación (o propiciatorio) a fin de proclamar que con Dios hay perdón. La presencia de esa cubierta convirtió al arca en un tipo del trono de Dios que representa la gracia. Así que la misma no era solo una presencia física o un símbolo religioso; era un símbolo del pacto de Dios con su pueblo y del compromiso de los israelitas con Él.

Había un precedente santo para llevar a la batalla a este símbolo santo de Dios. Por ejemplo, Dios le dijo a Josué durante la toma de Jericó que los sacerdotes marcharan al frente del ejército llevando el arca. Cuando obedecieron el mandato de Dios, los muros de Jericó se derrumbaron, y el ejército de Josué resultó victorioso (Josué 5:13).

No obstante, cuando los israelitas decidieron usar el arca en su batalla contra los filisteos, no seguían el mandato de Dios; solo estaban buscando una ventaja en la lucha al hacer uso de una tradición religiosa. Ellos querían la bendición externa de la batalla—la victoria —sin una devoción interna a Dios. Llevar el arca a la batalla fue un intento externo y llamativo de manipular a Dios. Esto ejemplifica el espíritu religioso en su peor momento: un espíritu que se basa en acciones falsas, no en una fe sincera. No solo se trató de que actuaron mal, sino de que lo hicieron por los motivos equivocados.

Los israelitas deben haberse sorprendido con el resultado. Ellos no solo perdieron la batalla, sino que también murieron treinta mil hombres, y el arca fue capturada por los filisteos. Toda la experiencia se resumió en la palabra *icabod*, que significa «sin gloria» o el Señor se ha apartado de Silo y de todo Israel con la captura del arca.[1]

Necesitamos examinar nuestras propias vidas. ¿Hemos puesto a Dios delante de nosotros para amarlo y obedecerlo, o estamos usando la tradición religiosa para que nos ayude a alcanzar nuestras propias metas? El salmista establece la manera piadosa de considerar esta cuestión.

> A Jehová he puesto siempre delante de mí; porque está a mi diestra, no seré conmovido.
>
> — Salmos 16:8

Querido Dios, no me dejes flaquear, sino haz que mis ojos estén fijos en ti. Permite que mis acciones hablen por mis creencias, y no me dejes tener actitudes y actividades falsas que no reflejen tu alegría.

UN ESPÍRITU EGOÍSTA

Cuando tenemos un espíritu religioso, nos enfocamos más en nuestra persona y en lo que Dios puede hacer por nosotros que en su majestad y gracia. No cultivamos una relación con Él que busca conocer su voluntad y lo que estamos llamados a hacer por él. Comenzamos a presentarle una lista de demandas; no queremos entregarle nuestra vida como siervos fieles. En resumen, somos egoístas y egocéntricos. Queremos hacer solo lo que nos convenga para alcanzar nuestras metas. Jesús advirtió sobre esta actitud cuando amonestó a los fariseos, citando las palabras del profeta Isaías.

Este pueblo me honra con los labios, pero su corazón está lejos de mí. En vano me adoran; sus enseñanzas no son más que reglas humanas.

— MATEO 15:8-9, NVI

Cuando nos gobierna un espíritu religioso, nuestro deseo humano de ser independientes asume el control. Empezamos a pensar que sabemos lo que es mejor. Comenzamos a confiar en nuestras propias decisiones y habilidades en lugar de confiar en el poder ilimitado del Dios todopoderoso.

Nuestros corazones no están en el lugar correcto. Podemos fingir que creemos, o seguir todas las reglas religiosas, pero eso no nos lleva a ninguna parte. En lugar de enfocarnos en nosotros mismos, debemos seguir los consejos del salmista.

Recurran al SEÑOR y a su fuerza; busquen siempre su rostro.

— SALMOS 105:4, NVI

Padre, quiero confiar en ti y dejar que tengas el control de mi vida. Sin embargo, a menudo fallo. Permite que mi alegría en ti me mantenga firme.

LA ESTUPIDEZ DEL ORGULLO

La humildad no es algo que se presente naturalmente en las personas. Queremos sentirnos orgullosos de lo que somos, lo que logramos y lo que poseemos. Dios no mora con aquellos que tienen corazones orgullosos.

Aunque el SEÑOR es sublime, mira al humilde; pero al altivo lo reconoce de lejos.

— SALMOS 138:6, RVA-2015

Un corazón descansado requiere pureza y la separación de nuestras actitudes humanas básicas, las cuales se mantienen al acecho dentro de nosotros independientemente de lo cerca que estemos del Señor. Con frecuencia nos sentimos tentados a pensar que tenemos la respuesta a una situación. En realidad, en medio de nuestro propio egoísmo, a veces pensamos que somos «la respuesta» y repetidamente no acudimos a Cristo para buscar su voluntad en el asunto.

La verdadera humildad resulta de someter nuestra vida a Dios y adorarlo. No somos humildes por naturaleza. La humildad no es algo que podamos decidir adquirir. Llegamos a ser personas humildes solo cuando buscamos a nuestro Señor y lo amamos y lo seguimos. Y nuestra sumisión a Él nos absorbe por completo: afecta cada parte de nuestro cuerpo, cala en nosotros y nos dirige. La humildad se refleja en nuestra vida cuando somos moldeados por el Espíritu Santo.

Querido Dios, mantén mi arrogancia bajo control y recuérdame quién eres, cuánto me amas y cómo proveerás para mí continuamente.

LA TIRANÍA DEL LEGALISMO

Uno de los inquilinos fuertes de un espíritu religioso es el legalismo. Un espíritu legalista hace que perdamos nuestro enfoque en Dios y nos enfoquemos más bien en seguir las reglas y regulaciones hechas por el hombre. Para nuestro pensamiento natural, seguir las reglas resulta más fácil que tratar de buscar a Dios y cumplir su voluntad. Cuando caminamos por la senda del legalismo, dejamos de confiar en Él y comenzamos a tratar de controlar nuestra propia vida. La tiranía de nuestro esfuerzo personal para ser justos siempre conduce al fracaso en la vida.

Solo el Espíritu Santo puede obrar en nosotros para romper esta mentalidad religiosa. Cuando nos enfocamos en las reglas y regulaciones, ya no seguimos el mandamiento más grande de Dios: «Y amarás a Jehová tu Dios de todo tu corazón, y de toda tu alma, y con todas tus fuerzas» (Deuteronomio 6:5). En lugar de amar, seguimos la «ley» y estamos llenos de un espíritu de legalismo. El apóstol Pablo nos advirtió en 2 Corintios cuán letal puede ser este amor a las reglas y regulaciones.

> Él nos ha capacitado para ser servidores de un nuevo pacto, no el de la letra [o la ley], sino el del Espíritu; porque la letra mata, pero el Espíritu da vida.
>
> — 2 CORINTIOS 3:6, NVI

Jesús luchó contra aquellos que tenían un espíritu de legalismo durante su ministerio aquí en la tierra. Él los criticó por seguir reglas y tradiciones externas menores en lugar de enfocarse en amar a Dios con todo el corazón. Este espíritu religioso con sus reglas dominantes impidió que los líderes judíos se entregaran a Dios. Ellos fallaron en adorar y alabar a Dios. Jesús habló sobre la necesidad de tener un corazón descansado que se entregue verdaderamente al amor de Dios.

Jesús, recuérdame que mi enfoque debe estar en tu persona. Déjame morar en ti y ser tu hijo por toda la eternidad.

REBELIÓN FRENTE A REDENCIÓN

C. S. Lewis a menudo le pedía a los intelectuales que imaginaran, si podían, a un Dios que proveyera para ellos, los amara y fuera su fuente constante de fortaleza. Entonces él filosofaría con ellos sobre si eso era algo bueno o malo.

Es bueno pensar que fuimos creados por una Persona divina, Elohim el Creador, y considerar que Él tenía un plan para nosotros porque nos ama. Sin embargo, nuestra independencia y rebelión personales nos impiden aceptar esa realidad divina. Aceptar el hecho de que existe un Creador amoroso requiere que determinemos lo que queremos que sea nuestra relación para Él.

Cuando somos egocéntricos, no queremos que ningún otro «ser», sin importar cuán noble o legítimo sea su reclamo, interfiera en nuestra vida. Nos negamos a mirar la vida desde la perspectiva de la eternidad; en ese sentido, vivimos toda nuestra existencia en rebeldía contra Dios.

Hay otra forma de considerarlo. Cada uno de nosotros desarrolla, en mayor o menor medida, una personalidad pasivo-agresiva mientras crecemos. Por ejemplo, cuando sus padres le dijeron que se sentara, usted se sentó pasivamente, pero todavía estaba «de pie» en su interior. Esa es una imagen de la rebelión. Cuando comenzamos a seguir a Dios y recibimos la redención a través de Cristo, obtenemos el perdón de nuestra rebelión y comenzamos a cambiar por amor a Dios y los demás. Luego aprendemos a servirnos los unos a los otros y a someternos mutuamente en amor.

Sin rendirse a la obra del Espíritu Santo en nuestros corazones a través de la redención, ese renacimiento en nosotros puede evolucionar hasta convertirse en un desafío que insiste en seguir sus propósitos egoístas. Insistimos en que siempre hagamos las cosas a nuestra manera, lo que vuelve difícil la convivencia. Esta rebelión egoísta puede llegar a ser manipuladora, volverse destructiva y hacer que nos sintamos frustrados, infelices y enojados.

Nos desarrollamos en nuestra relación con Dios mientras luchamos por renunciar a nuestro orgullo e independencia y descansar en Él. A medida que aprendemos a vivir en su presencia, el Señor nos capacita para liberarnos de nuestra rebelión mental, física y pecaminosa. Como hijos redimidos de Dios, nos convertimos en uno con Él.

Debemos buscar continuamente a Dios para crecer en nuestra relación con Él. Un elemento central de todo nuestro crecimiento en Dios es la comprensión de que Jesús debe ser nuestra porción principal en esta vida —nuestra mayor alegría— y de que el gozo del Señor es nuestra fortaleza. La siguiente oración no es una que podamos orar solo una o dos veces; necesitamos declararla a diario.

Padre celestial, aunque soy tu hijo, no quiero ser inmaduro. Ayúdame a crecer y desarrollarme en mi amor, y ayúdame a entregarme continuamente a ti.

PREGUNTAS DE DISCUSIÓN

Piense en algunas ocasiones en que su egoísmo, orgullo y rebelión hayan causado una ruptura en sus relaciones con Dios o los demás. Describa lo que ha aprendido de esas situaciones.

¿Cree que Dios realmente lo ama, provee para usted y es su fuente completa de fortaleza? ¿O se esfuerza por abrirse paso en la vida como resultado de sus propios esfuerzos?

¿Cuál es su razón de vivir? (A medida que usted crece y madura en su vida cristiana, el Señor debería convertirse en la mejor parte de su vida.)

¿Cómo lo ayuda el Espíritu Santo a crecer en su relación con el Señor?

CAPÍTULO 8

RESTAURADO
A LA ALEGRÍA

OMO HE MENCIONADO, la vida en Cristo requiere una disciplina diaria que nos permita permanecer descansando en Dios. Sin embargo, a veces fallamos. Nuestro deseo de independencia y control vence, olvidamos las promesas de Dios, y nos apartamos de él. Cuando eso sucede, nuestra vida puede consumirse por la amargura, el odio, la frustración y la ira. Necesitamos entender que cuando no estamos viviendo en la presencia de Dios y buscando hacer su voluntad para nuestras vidas, estamos viviendo en pecado.

No obstante, cuando fallamos, Dios nos proporciona un camino de regreso a Él, una manera de restaurar la relación interna tan preciosa que una vez disfrutamos con nuestro Salvador. Esto implica simplemente confesar nuestro pecado y arrepentirnos. Cuando nos humillamos en su presencia, experimentamos un gozo abrumador al renovar nuestra comunión con Él de nuevo. El salmista entendió este camino de regreso a Dios.

> Crea en mí, oh Dios, un corazón limpio, y renueva la firmeza de mi espíritu. No me alejes de tu presencia ni me quites tu santo Espíritu. Devuélveme la alegría de tu salvación; que un espíritu obediente me sostenga.
> — SALMOS 51:10-12, NVI

En este salmo, David escribe sobre la alegría de volver a tener una relación correcta con Dios. Cuando confesamos nuestros pecados y nos arrepentimos, experimentamos una alegría abrumadora al sentir su presencia nuevamente. Nos llenamos de asombro y admiración ante su gracia, y adoramos su grandeza y bondad. La separación de Dios produce tristeza. La reunión con Él produce gozo y alegría.

Confesar nuestros pecados es un paso importante en el camino de un corazón descansado. Cuando lo hacemos, admitimos que hemos pecado contra el amor de Dios. Jesús cuenta una historia en Lucas 15 que ilustra esto. Un hijo le pidió a su padre su herencia, tomó el dinero y viajó lejos de casa. Él despilfarró toda la fortuna, y luego se vio obligado a buscar trabajo.

Solo pudo encontrar un empleo: alimentar a los cerdos. Él se percató de que sus condiciones de trabajo eran peores que las de los empleados de su padre. Así que decidió ir a casa y pedirle a su padre que lo tratara como a cualquiera de los trabajadores que contrataba. «El joven le dijo: "Papá, he pecado contra el cielo y contra ti. Ya no merezco que se me llame tu hijo"» (Lucas 15:21, NVI).

Sin embargo, el padre no estaba enojado porque su hijo hubiera perdido su dinero y su tiempo. Él no lo aceptó como empleado y le dijo: «Te lo advertí», o le dio una reprimenda. En cambio, se regocijó porque su hijo había vuelto a casa. Él ordenó: «Traigan el ternero más gordo y mátenlo para celebrar un banquete. Porque este hijo mío estaba muerto, pero ahora ha vuelto a la vida; se había perdido, pero ya lo hemos encontrado» (Lucas 15:23-24, NVI).

Muy a menudo somos como ese hijo. Nos apoyamos en nuestras propias habilidades y destrezas, y no confiamos en el Señor con todo nuestro corazón. Somos ingratos cuando recibimos las bendiciones de Dios y no le damos el mérito. Y no admitimos que estamos viviendo con esta actitud pecaminosa. Nuestras acciones hablan más que nuestras palabras falsas. Demuestran que no creemos que Dios sea digno de nuestra lealtad. Hemos pasado de tener un espíritu descansado a mostrar un orgullo y una confianza falsos en nuestra propia fuerza y conocimiento.

Así como el hijo pródigo confesó su indignidad, debemos admitir que hemos deshonrado a Dios. No lo confesamos porque estamos atrapados en nuestro pecado o nos avergonzamos por ello. Sin embargo, debemos hacerlo, porque hemos ofendido al Dios que nos ama. Como dice Proverbios 28:13: «El que encubre sus pecados no prosperará; mas el que los confiesa y se aparta alcanzará misericordia». Debemos ser honestos, debemos ser específicos y debemos ser meticulosos cuando le confesamos nuestros pecados a Dios.

Padre, soy un hijo muy rebelde. Señor, mis motivos se fundamentaron en el amor a mí mismo, no en el amor y la alabanza a ti.

BUSCAR EL PERDÓN DE DIOS

Después de haber confesado nuestros pecados, debemos pedirle perdón a Dios: «Oh, Señor, ten piedad y perdóname por la sangre de Cristo». Cuando pedimos su perdón, nos entregamos a Él y somos declarados limpios. Entonces nada se interpone entre nuestro Redentor y nosotros.

Luego debemos levantarnos y alabarlo por su perdón. Creemos que hemos sido perdonados. Lo aceptamos. Nos deleitamos en ello. «¡Estoy perdonado! ¡Estoy limpio ante el Señor!». Después de todo, Dios ha prometido que nos perdonará. Es su deseo que se lo pidamos. En 1 Juan 1:9 dice: «Si confesamos nuestros pecados, él es fiel y justo para perdonar nuestros pecados, y limpiarnos de toda maldad». Si no creemos verdaderamente que somos perdonados y nos regocijamos en su redención, tratamos a Dios como si fuera un mentiroso. Entonces tenemos el gozo de ser libres de la culpa del pecado. Hasta que no busquemos su perdón, no podemos tener ese tipo de gozo. Ese perdón, esa libertad, resulta esencial para nuestro bienestar general: cuerpo, alma y espíritu.

Debido a que somos humanos, todos parecemos deambular hacia las cosas que no debemos hacer; nos desviamos de las normas y valores de Dios. Así que pedir perdón no es un acontecimiento de una sola vez. Necesitamos estar constantemente conscientes de nuestros pensamientos, nuestras acciones, nuestra falta de acción y cualquier otra cosa en la que fallamos. Pablo describe este estado de vida pecaminosa en Romanos 14:23: «Todo lo que no proviene de fe, es pecado». No busquemos nada más que aquello que proviene de la fe en Él. No deberíamos tener otro deseo que tratar de agradarle, tener comunión con Él, servirle y buscar el perdón cuando pecamos.

Querido Señor, perdóname cuando me alejo de ti y pierdo de vista tu gloria, majestad y amor. Te alabo por tu misericordia, gracia y perdón, los cuales me liberan de la esclavitud al pecado.

LA ALEGRÍA DEL ARREPENTIMIENTO

Si te arrepientes, yo te restauraré.

— JEREMÍAS 15:19, NVI

El arrepentimiento es dulce y amargo. La dulzura proviene del perdón, la bienvenida y la aceptación que Dios nos ofrece debido a la muerte de Jesús en la cruz. Este es el consuelo eterno que solo Dios puede dar. Esta es la alegría de conocer a Dios como nuestro Padre celestial. Lo amargo proviene del recuerdo, la vergüenza, la culpa y el dolor por haber ofendido a Dios. La amargura del pecado es el medio que Dios usa para llevarnos a buscarlo. Nos volvemos tan miserables que ya no podemos soportar estar alejados de Dios. Una vez que venimos a Él a través del Señor Jesús, la dulzura supera a la amargura y da paso a una alegría indecible y llena de gloria. (Véase 1 Pedro 1:8.)

Cuando confesamos nuestros pecados y buscamos el perdón de Dios, nos damos cuenta de quiénes somos y cuán majestuoso es Dios. Vemos el asombroso poder de su gracia: Dios continuará amándonos y restaurará y mantendrá una relación con nosotros aunque pequemos contra Él. Hay un dulce quebrantamiento que acompaña a las lágrimas del remordimiento: la rendición y la entrega del alma que regresa a Dios y lamenta su falta de amabilidad anterior. «Al corazón contrito y humillado no despreciarás tú, oh Dios» (Salmos 51:17). Esto significa que Dios no desprecia nuestro quebrantamiento. Por el contrario, Él se deleita en abrazar a un corazón roto con su amor. Y nos devuelve el gozo de nuestra salvación.

Sin embargo, Jesús no solo nos perdona. Él está tan determinado a hacernos santos como a perdonarnos. Tito 2:14 afirma que Cristo «se dio a sí mismo por nosotros para redimirnos de toda iniquidad y purificar para sí un pueblo propio, celoso de buenas obras». Esta fue su intención en la cruz. No solo estaba diciendo: «Padre, redímelos, perdónalos y absuélvelos». También decía: «Padre, santifícalos, purifícalos y llévalos a una relación especial llena de lealtad y fidelidad». Estas características describen a personas especiales, las cuales desean más que todo vivir cerca de Dios y de acuerdo a su Palabra. ¡Que Dios nos convierta en personas así!

Padre, toma mis pecados, cargas y egoísmo, y perdóname.
Ayúdame a vivir una vida llena de pureza ante tus ojos.
Permíteme adorarte y disfrutar de tu paz y alegría.

PREGUNTAS DE DISCUSIÓN

Haga una pausa ahora mismo a fin de examinar su corazón en busca de cosas que necesita pedirle a Dios que perdone. Escriba una oración pidiendo su perdón.

¿Cómo afecta el pecado no perdonado su relación con Dios?

Describa la diferencia entre el convencimiento del Espíritu Santo y la condenación, que solo proviene del enemigo.

¿Qué significa para usted ser santo?

CAPÍTULO 9

ADORACIÓN
Y ALEGRÍA

Bienaventurado el pueblo que sabe aclamarte; andará,
oh Jehová, a la luz de tu rostro. En tu nombre se
alegrará todo el día, y en tu justicia será enaltecido.

—SALMOS 89:15-16

¿ALGUNA VEZ HA adorado a alguien, como a un maestro cuando cursaba el segundo grado, al rey o la reina del baile, o tal vez incluso a una estrella de cine o un cantante? Aunque la «adoración a las criaturas» es tonta y errónea, a menudo resulta ser una devoción abrumadora e incontrolable, incluso una pasión. Renunciaríamos a todo por esa persona y haríamos todo lo posible para ser como él o ella.

Ahora bien, compare eso con adorar a Dios. Esta es una relación mucho mayor que cualquier cosa que experimentemos con otro ser humano, porque cuando creemos en Dios, comenzamos a ver su poder, gloria y gracia. Contemplamos su rostro, y nos sentimos impresionados por su majestad. La adoración es un resumen de toda nuestra respuesta a Dios, que es el principio y el fin, el Hacedor del cielo y la tierra, nuestro Creador y Redentor.

Todas las cosas son de Dios, todas las cosas existen por medio de Él, y todas las cosas son sostenidas por la amplitud de su poder. Su conocimiento no tiene límites. Su sabiduría es infinita. Sus riquezas son inmensas e inagotables. Su majestad es impresionante.

«En él vivimos, y nos movemos, y somos» (Hechos 17:28).

Abrimos nuestros ojos y sabemos que Dios está ahí. Él ha derramado bendiciones desde el cielo sobre la tierra donde nos ha colocado. Este mundo rico y bien provisto satisface todas nuestras necesidades. El amor y el poder de Dios son infinitamente mayores que cualquier necesidad que podamos tener de Él. Dios está más allá de nuestro alcance. Está por encima de nuestras concepciones; no podemos comprenderlo. Sin embargo, cuando le entregamos nuestra vida y creemos en sus promesas, encontramos nuestra existencia y nuestro propósito supremo en Él.

Una vez que estamos en la presencia de Dios, no podemos evitar adorar su majestad y alabarlo. Tampoco podemos evitar encontrar gozo en medio de su gracia y su poder. No hay otra forma de sentirnos cuando caemos a los pies del Maestro. Permanecemos asombrados ante la salvación y la comunión que les otorga a todos los que confían en Él.

En realidad, la excelencia de su naturaleza crea el ardor de la adoración, el deseo de alabarlo y glorificarlo. La adoración no es un camino a algo más grande; es un fin en sí misma. El objetivo de la adoración no es ver lo que podemos obtener de ella; el objetivo de la adoración es exaltar a Dios. La adoración refleja con alegría hacia Dios el resplandor de su valor. Es una emoción espontánea que proviene genuinamente del corazón que ha probado su maravillosa redención y está descansando en su amor.

Padre, tú eres Señor, y tú eres Dios. Déjame caer a tus pies y adorarte como mi Creador, Redentor y Salvador.

AMOR Y ADORACIÓN

Alabamos aquello que amamos. Nos deleitamos en cualquier cosa que amamos y la disfrutamos. Sin embargo, este amor, este gozo, este deleite, está incompleto hasta que podamos expresarlo. Le expresamos nuestro amor y deleite a Dios al adorarlo. Él quiere que lo adoremos, lo reverenciemos y lo exaltemos. Cuando hacemos eso, no podemos evitar sentirnos llenos de alegría. Salmos 9:1 dice: «Te alabaré, oh Jehová, con todo mi corazón; contaré todas tus maravillas». John Piper, en su libro *Desiring God* [*Sed de Dios*], le llama a este gozo y placer en Dios «hedonismo cristiano».[1] Estamos satisfechos con la excelencia de Dios. Estamos sobrecogidos por el gozo de su comunión. En esto consiste el deleite del «hedonismo cristiano»: en estar lleno de placeres eternos, espirituales y piadosos.

Este enfoque «hedonista» es el único enfoque humilde, porque viene con las manos vacías, dependiendo totalmente de Dios para nuestros placeres y reconociendo que solo Él puede satisfacer el anhelo del corazón de ser feliz. Amamos a Dios y nos llenamos de alegría por estar en su presencia.

Jonathan Edwards señaló que los afectos religiosos y la caridad, o el amor, son la fuente de la verdadera religión en el corazón.[2] Cualquier otra cosa que no sea eso resulta falsa. Sin este afecto e inclinación del alma genuinos, la religión está muerta. Adoramos a Dios porque lo amamos y creemos en sus promesas.

Intente comenzar cada una de sus oraciones diciendo: «Señor, te amo». Esto expresa la realidad de que su religión se basa en el afecto. Edwards dijo: «La verdadera religión, en gran parte, consiste en afectos sagrados [...] Los afectos no son más que [...] ejercicios adecuados de la inclinación y la voluntad del alma».[3]

> Llegaré entonces al altar de Dios, del Dios de mi alegría y mi deleite, y allí, oh Dios, mi Dios, te alabaré al son del arpa.
> — Salmos 43:4, nvi

Si amamos a alguien, tratamos a esa persona con aprecio, atención, ternura y honor. Los esposos y las esposas deben amarse y apreciarse mutuamente y cuidarse el uno al otro; de otra manera, pueden volverse críticos, egoístas, negativos y sentenciosos. Debemos mostrar aprecio en cualquier relación: con un amigo, un compañero de trabajo, un socio comercial o un vecino. Es esencial que nos estimemos los unos a los otros; de lo contrario, no podemos alentar, alabar y amar a los demás o interceder por ellos.

Al igual que somos conscientes del amor en nuestras relaciones con aquellos que realmente se preocupan por nosotros, Dios es consciente de cuánto lo amamos y lo apreciamos. Nuestra adoración a Él refleja lo agradecidos que estamos por su gracia, majestad, gloria, soberanía y perfecta voluntad. De ese amor y acción de gracias proviene un estado constante de alegría, adoración y oración que nos invade. En 1 Tesalonicenses 5:16-18 se describe esta manera constante de ser.

> Estad siempre gozosos. Orad sin cesar. Dad gracias en todo, porque esta es la voluntad de Dios para con vosotros en Cristo Jesús.

Cuando somos realmente capaces de liberarnos de todas las preocupaciones terrenales, podemos encontrarnos en medio de un «frenesí de agradecimiento»: un tiempo en nuestra relación con Dios en el que estamos tan llenos de gozo en su presencia que le agradecemos por todo en lo que podamos pensar; permanecemos en un estado de abandono total a nuestra fe en él. Podemos sentir lo cerca que nos hallamos de Él y lo lejos que nos hemos apartado de nuestras necesidades personales. Ya no estamos preocupados por nosotros mismos, sino que somos elevados a su presencia.

En este momento nos sentimos más cerca de Dios que en otras ocasiones. Simplemente le agradecemos, conociendo nuestra falta y su grandeza. Él es desde el principio del tiempo y durante toda la eternidad, y sin embargo está en el centro de nuestras pequeñas vidas. Estos frenesíes de agradecimientos pueden permitirnos adorarlo de una manera especial: no tenemos que seguir una melodía ni ser un gran teólogo. Simplemente apreciamos al Señor Dios todopoderoso.

Ahora bien, no podemos experimentar estos frenesíes de agradecimiento todo el tiempo. No obstante, debemos buscar permanecer constantemente en un estado de fe, alegría y adoración. Debemos recordar mantenernos enfocados en el Señor y agradecerle por todo lo que suceda. Podemos usar varias maneras de estar enfocados, simplemente declarando versículos de la Biblia u orando. Se trata de mantener un flujo constante de atención a Dios.

Todos debemos buscar esta actitud de fe, gozo y adoración. Debemos hacerla parte de nuestra vida y darnos cuenta de que es lo único importante que realizamos en cualquier momento. Ya sea que estemos practicando nuestra profesión elegida, participando en las actividades de nuestra vida diaria, o simplemente arrodillándonos en oración sin que nadie nos vea, debemos permanecer enfocados en Dios. Él ha diseñado la adoración de tal manera que recibimos una inmensa satisfacción al exaltarlo. Este trasfondo de amor y la adoración que medita en su bondad y su amor resulta esencial para tener una vida pacífica, abundante, piadosa y feliz. Que nuestros corazones se aceleren con alegría mientras oramos.

Señor, estoy asombrado ante tu majestad, tu gracia y tu amor. Permite que siempre te honre con todos mis pensamientos, deseos y acciones, y que siempre crea en tus promesas.

EXALTANDO A DIOS Y SIENDO EXALTADO POR ÉL

Lo que el Señor quiere de nosotros más que todo es que lo alabemos y adoremos a Él y solo a Él, incondicionalmente y sin reservas. Dios nos dice esto en el Antiguo Testamento. Hablándole a Moisés en Éxodo 34:14, Él dijo: «No te has de inclinar a ningún otro dios, pues Jehová, cuyo nombre es Celoso, Dios celoso es». Dios afirmó que no toleraría rivales en lo que respecta a la lealtad del pueblo de Israel. Su nombre, o carácter, es Celoso. Él exige ese mismo tipo de devoción exclusiva de nosotros. Dios quiere lo que es legítimamente suyo. ¿De qué manera debemos responderle como nuestro Creador y Redentor? Debemos alabar a Dios por quien Él es, de modo que lo enaltezcamos o lo exaltemos.

Puede parecer extraño que un Dios que se supone que es todo amoroso quiera ser exaltado. Sin embargo, este no es un deseo vano; Dios quiere nuestra adoración porque Él se entrega a nosotros cuando lo adoramos. Nos pide que lo exaltemos con todo lo que tenemos, y con esa exaltación nosotros mismos somos elevados. Es como un esposo que le dice a su esposa: «¡Cariño, quédate conmigo, porque estoy decidido a cuidarte y bendecirte!».

Dios desea que participemos en la demostración de su gloria, que disfrutemos su gloria, que le demos gloria. Ahora bien, nos puede parecer egoísta que Dios quiera nuestra total devoción, adoración y fe. Sin embargo, así es exactamente como es. Se trata simplemente de la afirmación del Creador para lo creado, y de lo creado para el Creador.

Tuya es, oh Jehová, la magnificencia y el poder, la gloria, la victoria y el honor; porque todas las cosas que están en los cielos y en la tierra son tuyas. Tuyo, oh Jehová, es el reino, y tú eres excelso sobre todos.

— 1 Crónicas 29:11

Jesús nos dijo que los mandamientos más importantes son: «Amarás al Señor tu Dios con todo tu corazón, y con toda tu alma, y con toda tu mente» y «amarás a tu prójimo como a ti mismo» (Mateo 22:37, 39). Y mientras que en los ámbitos mundanos esto puede parecer egoísta, en términos piadosos representa el epítome del desinterés. Tal vez deberíamos llamarlo egoísmo piadoso. Cuando practicamos el egoísmo piadoso, nos damos cuenta de que lo mejor que podemos hacer es adorar a Dios y valorar a los demás. Este egoísmo piadoso nos beneficia, y beneficia a otros. Lo que ganamos es una relación más cercana con Dios, la cual ayuda a todos.

El egoísmo humano o carnal es algo que practicamos únicamente para nosotros mismos. El egoísmo piadoso constituye la única forma de atribuirles valor a Dios y a los demás. Por lo tanto, la adoración es algo que va en beneficio propio: no solo nos eleva, sino que eleva todas las relaciones que nos rodean.

Nuestro bien y nuestra alegría más grandes provienen de mantener nuestro enfoque en Dios mediante la verdadera adoración. La verdadera adoración es personal, real y profundamente satisfactoria. Nuestro ser toma parte en la experiencia más grande de nuestra existencia cuando adoramos a Dios.

En cualquier relación en la que dos personas se preocupen mutuamente, cada una se esfuerza por hacer a la otra más feliz. Eso es cierto cuando adoramos a Dios debido a nuestro amor por Él. Queremos complacerlo y exaltarlo. Y mientras es exaltado, se preocupa por hacernos felices concediéndonos una relación más estrecha con Él mismo.

Es un esfuerzo vano pensar que podemos obtener la alegría y la paz del Espíritu de cualquier otra manera que no sea exaltando a Dios. Con nuestra exaltación aceptamos una perla de su presencia, que es el mejor regalo que podemos recibir. Esa perla de su presencia nos da el fruto del Espíritu —amor, alegría, paz, paciencia, amabilidad, bondad, fidelidad, humildad y dominio propio— que resulta simplemente de alabarlo.

Señor Dios, mientras te adoro, cámbiame. Lléname de humildad y amor verdaderos, para así poder amarte mejor y servir a los que me rodean. Obra esto en mi vida por el poder de tu Espíritu Santo.

¿DEBER O AMOR?

Le coronaste de gloria y de honra.

— Hebreos 2:7

A lo largo de la Biblia se nos dice que debemos coronar al Señor de gloria y honor. Dios desea que le brindemos libremente honor y esplendor como resultado de la gratitud de nuestros corazones debido a su amor por nosotros. La alegría que sentimos al adorar a Dios no se puede experimentar en ningún otro acto. C. S. Lewis dijo: «La naturaleza misma de la alegría hace que nuestra distinción común entre tener y querer no tenga sentido».[4]

El amor, no el deber, nos fortalece en nuestro servicio y nuestro trabajo para Dios. Permítame explicarlo con un ejemplo. Imagine que regreso a casa en mi aniversario de boda con una docena de rosas rojas para mi esposa y ella dice: «¡Vaya! Me has traído estas hermosas rosas. ¿Por qué lo hiciste?». Y supongamos que respondo: «Lo hice porque es mi deber. Un hombre debe tener carácter y debe regalarle rosas a su esposa por su aniversario». Tal respuesta no sería satisfactoria. No alegraría el corazón de mi esposa. Tampoco alegra al Señor que hagamos todo simplemente por deber.

Ahora bien, supongamos que un esposo le dice a su esposa: «Cariño, solo quiero estar contigo; solo quiero tomar tus manos y permanecer cerca de ti. Estas rosas rojas son solo una muestra de cómo se siente mi corazón: quiere estar lo más cerca posible de ti. Pasemos el día juntos». La mayoría de las esposas respondería a una expresión de amor como esta de forma muy diferente a la que reaccionaría ante una declaración que indique deber. No es el deber del marido lo que complace a su esposa, sino su alegría y honor al estar con ella. Del mismo modo, el Señor también quiere nuestro amor en lugar de nuestro sentido del deber. Debemos deleitarnos en Dios, y Él nos concederá las peticiones de nuestro corazón, es decir, la satisfacción y la alegría del Espíritu Santo.

Chuck Colson era un cristiano fabuloso y uno de los mejores ciudadanos de Estados Unidos. Él predicó el evangelio de Jesucristo de una manera muy valiente. Y fue fiel, ferviente y se enfocó en su amor por Cristo, lo cual se reflejó a través de su trabajo en las prisiones de nuestra nación y de muchas otras maneras.

Hace varios años, Chuck fue uno de los oradores en una reunión y dio su charla habitual sobre el deber del cristianismo. Era un buen abogado y analizaba todo muy bien, hablando sobre el deber con Dios y el país, el deber con la sociedad, el deber con nuestras familias, y muchos otros deberes que nosotros como cristianos debemos reconocer. Él usó muchas referencias de las Escrituras, como esta: «Porque somos hechura suya, creados en Cristo Jesús para buenas obras, las cuales Dios preparó de antemano para que anduviésemos en ellas» (Efesios 2:10). ¡Chuck Colson tenía razón! Tenemos deberes que cumplir como miembros del cuerpo de Cristo a través de su iglesia.

El siguiente orador equilibraría el punto de vista de Chuck del «deber» con la realidad de la relación de todo corazón con el Señor.

Inmediatamente después de la charla de Chuck, un teólogo con una presentación mucho menos severa señaló: «No quiero estar en desacuerdo con usted, Sr. Colson, pero pienso que es mucho más importante para nosotros tener la alegría del Señor en nuestro corazón que estar involucrados en las tareas. Es más importante que estemos llenos del Espíritu de Dios».

El orador era John Piper, cuyos libros incluyen *Los deleites de Dios* y *Sed de Dios*. En sus obras, él señala la necesidad de tener el gozo del Señor en nuestros corazones para que disfrutemos a Dios en nuestro servicio y nuestra adoración.[5] Es fácil para nosotros justificarnos con nuestras acciones, nuestras tareas: dar dinero, ir al campo misionero, «hacer actividades» en el nombre del Señor. Sin embargo, realmente no podemos tener la alegría del Señor en nuestro corazón hasta que nos rindamos a Él, confesemos nuestros pecados y pidamos su perdón, el cual limpia nuestros corazones.

Muchos de los pensamientos de Piper se basan en el tratado de Henry Scougal, *La vida de Dios en el alma del hombre*, publicado por primera vez a finales del siglo diecisiete.[6] Scougal señala que en realidad no podemos tener la verdadera alegría de Dios hasta que hayamos renunciado a desear las cosas del mundo y nos hayamos liberado de todos nuestros resentimientos. No podemos tener la alegría de Dios hasta que le entreguemos nuestro corazón y nuestra vida. Podemos llevar a cabo todas las obras del mundo, pero a menos que tengamos su unción, no significan nada.

El Catecismo de Westminster lo resume de esta manera: «El fin principal del hombre es el de glorificar a Dios, y gozar de él para siempre».[7] Cuando leemos esa declaración por primera vez, puede parecer una lectura muy ligera y una teología simplista. Puede parecer algo casi demasiado fácil de hacer. No obstante, llegaremos a comprender que Dios no solo quiere palabras de alabanza. Él desea que dediquemos nuestra vida a adorarlo con un corazón descansado, uno que realmente sienta su presencia en nuestras vidas. De esta manera, el descanso se convierte en una entrega alegre y un abandono para deleitarnos con nuestro Redentor.

> Así que, hermanos, os ruego por las misericordias de Dios, que presentéis vuestros cuerpos en sacrificio vivo, santo, agradable a Dios, que es vuestro culto racional.
>
> — Romanos 12:1

Cuando nuestros corazones descansan en Él, entregamos el control de nuestras vidas; nos convertimos en sacrificios vivos. Esta vida descansada es la manera en que lo adoramos. Y cuando lo alabamos y lo adoramos con un corazón descansado, encontramos libertad y alegría verdaderas.

> …para que por fe Cristo habite en sus corazones. Y pido que, arraigados y cimentados en amor, puedan comprender, junto con todos los santos, cuán ancho y largo, alto y profundo es el amor de Cristo; en fin, que conozcan ese amor que sobrepasa nuestro conocimiento, para que sean llenos de la plenitud de Dios.
>
> — Efesios 3:17-19, nvi

Es así de simple y así de profundo. Exalte, o adore, a Dios. Disfrútelo. Llénese de alegría. Nuestras tareas son buenas, pero deben estar en equilibrio con los afectos religiosos. Ese equilibrio viene con la madurez como cristiano; cada «deber» se convierte en un «deseo». Es tal como lo dijo Jesús.

> Yo tengo un alimento que ustedes no conocen […] hacer la voluntad del que me envió y terminar su obra.
>
> — Juan 4:32, 34, nvi

*Querido Señor, ayúdame a someterme a ti con amor.
Ayúdame a entregarte mi corazón, mi mente y mi alma
y a descansar en la misericordia que me has mostrado.
Gracias por la alegría y la felicidad que llenan mi vida
mientras busco crecer en mi abandono a tus promesas.*

LA ADORACIÓN NOS CAMBIA

La alabanza, el amor y el disfrute de Dios producen en nosotros un gozo eterno mientras luchamos en un mundo que es cruel y despreciable, que puede destruir todo lo que somos y poseemos. Todos nos hemos sentido abrumados por nuestros deseos mundanos. Sin embargo, Dios requiere pureza y una separación de esas actitudes, las cuales buscan constantemente irrumpir en nuestras vidas.

Cuando pensamos en Dios y lo alabamos y adoramos, nos damos cuenta de cuán poco dignos de Él somos. Esta es la verdadera humildad, porque resulta de adorar a Dios y entregarnos a Él. La humildad no es algo que decidimos adquirir. Esta se produce como resultado de adorarlo, cuando nuestra adoración llena de amor nos absorbe por completo. Tal adoración afecta cada parte de nuestra persona, y la humildad se convierte en un rasgo nuestro, porque somos moldeados por su Espíritu Santo que se derrama en nosotros. Esa humildad resulta esencial para disfrutar de la comunión de Dios, la cual constituye la mayor bendición de nuestra vida.

Entonces, al desear la verdadera adoración con fe en sus promesas por encima de todo —obras, diezmos, deberes— todo se equilibra. Terminamos diezmando, terminamos haciendo las obras que Dios nos ordena, y terminamos disfrutando de una relación con Él, exaltando el *ser* antes que el *hacer*. En nuestra adoración, cuando lo exaltamos, comenzamos a buscar una relación con Dios. Y mientras lo hacemos, nos volvemos más como Él.

> Por tanto, nosotros todos, mirando a cara descubierta como en un espejo la gloria del Señor, somos transformados de gloria en gloria en la misma imagen, como por el Espíritu del Señor.
>
> — 2 Corintios 3:18

Cuando nos miramos en un espejo común, vemos un reflejo de nuestra persona natural. Sin embargo, este verso se refiere a una imagen divina. Pablo escribió acerca de la Palabra de Dios asemejándola a un espejo, que nos refleja al Señor Jesucristo y su gloria. Nos asombramos y maravillamos ante una persona, un Salvador, como nuestro Señor Jesús. Contemplamos su gloria y queremos adorar su majestad.

Me has dado a conocer la senda de la vida; me llenarás de alegría en tu presencia, y de dicha eterna a tu derecha.
— Salmos 16:11, NVI

David estableció ante nosotros la realidad de la plenitud del gozo en la presencia de Dios, un gozo que llega cuando contemplamos el rostro de Dios, cuando quedamos atrapados por su majestad y cuando nos entregamos a Él. Estar en su presencia tiene que cambiarnos, ya que resulta algo sobrecogedor.

Cuando adoramos su majestad, el Espíritu Santo nos cambia. Somos transformados a su imagen de gloria en gloria. Debemos aprender y reaprender cada día a poner al Señor primero, abrazar sus promesas, servirlo y considerarlo nuestro todo en todo. Nuestro trabajo es simplemente adorarlo y venerarlo. Nuestro mayor deseo es que nuestro Hacedor esté satisfecho. Dios es infinitamente feliz en sí mismo, y nada va a estremecer o perturbar su trono.

Al volver a Dios, no podemos tomar las ofensas de forma personal e interiorizarlas. Al interiorizar, en realidad activamos un cambio negativo en nuestra biología, nuestra fisiología y nuestra perspectiva. Comenzamos a pensar negativamente, y eso afecta quiénes somos. En lugar de eso, debemos mirar al Señor con un corazón y una mente descansados para mantenernos siguiéndolo y teniendo sus mismos pensamientos.

Uno de mis amigos solía decirme que necesitaba orar con seriedad un mínimo de cuarenta y cinco minutos cada mañana. Sus oraciones no lo hacían perfecto, pero lo acercaban más a Dios. Tenía más problemas y pecados de los que alguien podría admitir, pero era lo suficiente honesto para reconocer sus fracasos.

Como él, nosotros también tenemos muchas distracciones. Y como él, la oración representa el camino de regreso a Dios cuando nos abandonamos y exaltamos al Señor. Ese abandono nos lleva a una relación más profunda con Dios, y una tranquilidad y una felicidad más hermosas impregnan todo nuestro ser. Mostramos un resplandor de paz que resulta asombroso. Cuando una persona se reúne con Dios en la adoración, personifica una tranquilidad que se asocia con conocer a Dios, estar cerca de Él, adorarlo en éxtasis, y luego tener una naturaleza cambiada debido a la cercanía del Señor. Nos convertimos en aquello que oramos, y nuestras oraciones se convierten en la vida de Dios en nosotros. Debemos ser como el explorador español que quemó sus barcos al llegar a América, quedándose sin ninguna manera de volver atrás. En nuestra relación con Dios, no hay retroceso en la dedicación y el abandono verdaderos.

El fuego de la devoción y la adoración siempre debe mantenerse vivo por medio de nuestra actitud cuando estamos afanados en otras cosas. Deberíamos permanecer en tal estado de adoración que la vida no se convierta en un esfuerzo. Más bien debe llegar a ser una cuestión de creer en sus promesas y relajarse en su felicidad. Luego nuestras vidas se transforman, pasando del esfuerzo y el deber a un estado de meditación en la gloria de Dios y servicio voluntario que proviene del corazón.

Solo cuando su majestad verdaderamente toca nuestros corazones su Palabra puede llenar todo nuestro ser. Entonces esas semillas de la vida divina florecerán y crecerán, porque creemos plenamente en las promesas de Dios y le respondemos en adoración. Ya no vivimos con preocupación o anhelos. Le entregamos nuestros problemas y deseos al Señor, y vivimos una vida llena de fe y adoración. Las joyas de su corona se adentran en nuestros ojos, y vemos como Él ve. Es entonces que Dios realmente nos ha cambiado y vemos su gloria en todas las cosas de la vida y se lo entregamos todo a Él.

> Gócense y alégrense en ti todos los que te buscan, y digan siempre los que aman tu salvación: Jehová sea enaltecido.
> — SALMOS 40:16

PREGUNTAS DE DISCUSIÓN

Describa los momentos de su vida en los que ha adorado a Dios por obligación y las veces en que lo ha hecho por amor.

¿De qué manera la adoración y la exaltación de Dios como resultado de su amor por Él afectan su mente y sus emociones?

¿De qué otras formas lo cambia la adoración a Dios?

CAPÍTULO 10

UNA VIDA
ALEGRE

L A ALEGRÍA CONSTITUYE el derramamiento natural de nuestro corazón cuando permitimos que la presencia de Dios se convierta en el eje central de nuestra vida. El salmista le dice a Dios: «Me mostrarás la senda de la vida; en tu presencia hay plenitud de gozo; delicias a tu diestra para siempre» (Salmos 16:11). ¡Qué maravilloso suena esto! Cuando abrazamos a Dios como el foco central del deseo de nuestro corazón, somos transformados. No nos vemos a nosotros mismos y a nuestra vida de la misma manera. No nos preocupamos por los acontecimientos; no anhelamos las cosas de este mundo; no intentamos encontrar nuestra mayor felicidad en otras personas o en nuestro trabajo o esparcimiento. Cuando le entregamos toda nuestra vida a Dios, no podemos evitar sentirnos felices, porque Dios se convierte en la fuente de nuestra alegría. Descansamos de manera segura en su amor, confiados en que Él nos mostrará el camino de la vida y nos llenará con su alegría sobrenatural.

C. S. Lewis escribió sobre esta transformación sobrenatural en su autobiografía. Comentó que desde la infancia había descubierto que siempre estaba deseando algo que no tenía en su vida. Incluso cuando era joven, creía que ese «algo» que le faltaba era alegría. Después de su conversión a Cristo, al concluir su autobiografía, pregunta: «¿Qué hay de mi búsqueda de la alegría?». Su respuesta: «Después de encontrar a Dios, no pensé mucho más en eso».[1]

La alegría no se encuentra como resultado de la búsqueda de la alegría; se encuentra solo como resultado de la búsqueda de Jesús.

Esta es la expresión emocional maravillosa de nuestros corazones que proviene de estar enfocados en Él y no en nosotros mismos. Como señaló C. S. Lewis, la alegría es una respuesta a la presencia del amor de Dios en nuestra alma. Las personas que buscan la verdadera alegría divina no se miran a sí mismas; ellas miran a Dios.[2]

Hay una historia sobre un «experto en memoria» profesional que se presentó en un programa de entrevistas. Durante su entrevista el experto se mantuvo llamándole a su entrevistador Bob. Sin embargo, el verdadero nombre del hombre era Bill. El entrevistador intentó corregir al profesional un par de veces, pero él siguió llamándole a su entrevistador Bob.

Este experto en memoria, que se supone que debe entender cómo funciona la memoria, es como muchos de nosotros que debemos entender el corazón alegre y adorador que es nuestro como resultado de descansar en Cristo. Cuando no mostramos esa alegría o vivimos con esa actitud de adoración, reflejamos la incapacidad del experto en memoria para recordar. Pensamos que sabemos cómo tener gozo, pero no recordamos que se trata solo de cultivar un corazón lleno de adoración. Nuestras vidas no reflejan su presencia maravillosa que nos transforma cuando pasamos solo un tiempo adorándolo. Únicamente en su presencia recibimos el fruto y los dones del Espíritu que Él ha provisto para los creyentes, los cuales reflejan su naturaleza divina, incluyendo el gozo y la paz y su gran corazón amoroso.

Todo en la Biblia señala que primero debemos buscar tener un verdadero deseo de Dios y un genuino afecto hacia Él. Cuando nos enfocamos solo en las apariencias, como el experto en memoria, expresamos un espíritu religioso, el cual conoce las reglas, pero no la realidad del corazón de amar a Dios. Cuando nuestros corazones se entregan completamente a la voluntad de Dios, experimentamos la realidad del corazón de su amor y nos llenamos de alegría y felicidad.

Querido Señor, permite que la fe en ti me llene de tu fruto mientras llenas mi mente con tu Palabra y tu presencia. Llena mi alma de alegría mientras llenas mi corazón con tu amor por medio del Espíritu Santo.

ALEGRÍA Y RISA

Las Escrituras están llenas de exhortaciones a que nos regocijemos en el Señor. El salmista declaró: «Alegraos, oh justos, en Jehová; en los íntegros es hermosa la alabanza» (Salmos 33:1). Otra traducción dice: «Canten al Señor con alegría, ustedes los justos; es propio de los íntegros alabar al Señor» (nvi). La alegría santa no es una expresión de nuestro propio esfuerzo por tratar de construir algo en nuestro interior. Esta constituye una expresión del verdadero gozo interno que tiene su origen en nuestra relación de todo corazón con Dios. Y esa alegría genuina brota de nosotros con expresiones de amor y risa.

Aquellos que conocen a Chuck Swindoll lo describen como una persona encantadora que se ríe más que cualquier otro que conozcan. ¡Realmente se ríe! Y esta es una expresión genuina de alegría, él se está divirtiendo. ¡Tiene la alegría santa! Él vive la realidad de la exhortación de Pablo a los creyentes: «Regocijaos en el Señor siempre. Otra vez digo: ¡Regocijaos!» (Filipenses 4:4). Todos debemos tener la alegría de Dios explotando dentro de nosotros de esta manera. Debemos estallar de alegría y risa mientras vivimos en la presencia de Dios.

El hijo de Abraham y Sara se llamaba Isaac, lo que significa risa o él se ríe. Siendo adulto, Isaac volvió a abrir los pozos excavados por su padre, Abraham, que sus enemigos, los filisteos, habían tapado para detener el flujo de agua. Isaac destapó esos pozos para que el agua pudiera fluir. Del mismo modo, la risa genuina y alegre es un aspecto importante para liberarnos. Con frecuencia llegamos a estar tan serios o tan agobiados por la responsabilidad que reprimimos nuestra capacidad de reír. Esta falta de risa gozosa refleja la ausencia de una comunión genuina con Dios debido a que nos encontramos atrapados en las preocupaciones de la vida.

Sin embargo, debemos vivir de modo que estemos continuamente sintonizados con la persona de Jesús, llenos de la espontaneidad de la emoción, la risa, el amor y el cuidado de los demás. Isaac abrió los pozos que habían sido obstruidos por el enemigo. Esos pozos abiertos le dieron la libertad a Israel para beber el agua que da vida. De la misma manera, cuando vivimos en una relación íntima con el Señor, su alegría y su risa nos liberan de emociones negativas como el resentimiento, la ira, el odio y la amargura que deprimen nuestras mentes y espíritus y nos llenan de ansiedad. La alegría del Señor deja salir todo el estrés y la ansiedad que hay dentro de nosotros y nos libera a fin de «glorificar a Dios, y gozar de él para siempre».

Querido Dios, que mi risa y mi amor provengan genuinamente de ti. Permite que mi corazón se llene de la alegría que se produce al creer en ti.

EXPLOSIONES DE ALEGRÍA

Por lo demás, hermanos, todo lo que es verdadero, todo lo honesto, todo lo justo, todo lo puro, todo lo amable, todo lo que es de buen nombre; si hay virtud alguna, si algo digno de alabanza, en esto pensad. Lo que aprendisteis y recibisteis y oísteis y visteis en mí, esto haced; y el Dios de paz estará con vosotros.

— Filipenses 4:8-9

Pablo les dice primero a estos creyentes que piensen correctamente para que puedan poner en práctica la vida genuina de Cristo que él les había mostrado en su caminar con Dios. El cristianismo no es solo una teoría abstracta o ideal que aprendemos en nuestra mente; es una realidad que refleja el descanso de Dios en nuestro corazón y nuestra vida a través de expresiones de alegría y afecto por los demás. Cuando verdaderamente creemos y ejemplificamos la obediencia y la dirección a las que el Señor nos llama, esto implica una participación total de la vida. No hay nada más grande que conocer la plenitud de esa comunión estrecha con el Dios vivo.

Muchas personas a lo largo de la historia de la iglesia han estado llenas de profundas experiencias de alegría. Por ejemplo, John Wesley y su amigo George Whitefield habían tenido dificultades al trabajar para el Señor. En la víspera de Año Nuevo, en 1738, rindieron sus corazones en una oración sincera por doce horas seguidas. Durante este tiempo de oración, ellos abandonaron completamente sus vidas al Señor. Le entregaron todo. Luego, alrededor de las tres de la mañana del día de Año Nuevo, un gran gozo llenó sus corazones. Comenzaron a cantar y estallaron en demostraciones de alegría que iban casi más allá de lo que podían expresar. Parecía que sus corazones estallarían con la intensa alegría que estaban sintiendo. Tenían miedo de contarles a otras personas lo que habían experimentado por temor a que pensaran que estaban locos.

También tenemos a Sarah Edwards, la esposa de Jonathan Edwards. Ella atravesó un período de sequedad espiritual en su corazón. Luego buscó a Dios durante un tiempo muy profundo de oración. Mientras esperaba al Señor, experimentó lo que describió como una «máxima devoción». Desarrolló un entusiasmo y una alegría en su vida que hicieron que la gente se asombrara de la intensidad de su felicidad. Las personas pensaban que ella sufría de «trastorno y distorsión». Jonathan Edwards señaló: «Si ella sufre de algún trastorno, me gustaría padecer un poco de ese trastorno. Y si está distorsionada, toda la iglesia debería estar distorsionada».[3] Él estaba muy orgulloso de que su esposa hubiera sido ejemplo de un caminar más profundo con Dios y un gran afecto piadoso. Observó a muchos que poseían un aprendizaje y una comprensión mayores de la teología que no reflejaban los afectos genuinos por Dios que sentía su esposa. La comprensión natural y el conocimiento intelectual sin un verdadero afecto por Dios son estériles.

Todos debemos perseguir experiencias profundamente genuinas con Dios que evocan expresiones de amor y alegría poderosas. No obstante, hay una manera apropiada de hacerlo. Las palabras de Sarah Edwards sobre sus propias experiencias nos guían en este importante asunto.

> Mi mente estaba tan profundamente conmovida por el amor de Cristo y un sentido de su presencia inmediata, que con dificultad pude abstenerme de levantarme de mi asiento y saltar de alegría. Continué disfrutando de esta percepción intensa, viva y refrescante de las cosas divinas, acompañada de emociones fuertes, durante casi una hora, después de la cual experimenté una calma encantadora, paz y descanso en Dios, hasta que me retiré por la noche; y durante la noche, tanto al despertar como al dormir, tuve visiones alegres de las cosas divinas y un descanso complaciente del alma en Dios.[4]

Cuando descansamos en Dios y nos sentimos privilegiados de ser uno con Él, ese privilegio engendra un agradecimiento que manifiesta una alegría dentro de nuestros corazones. Cuando nuestra risa está motivada por Cristo mismo, sabemos que tenemos el verdadero equilibrio que emana de la alegría celestial. Que el Espíritu de gracia nos capacite mientras oramos.

> *Padre, busco fervientemente tu presencia en mi vida diaria. Llename de la tranquilidad que viene de creer en tus promesas. Llename de afectos intensos y vivos, mientras me siento cautivado por la belleza del Hijo de Dios, mi Novio celestial.*

CUIDAR DE LOS DEMÁS

Cuando estamos llenos de alegría, no podemos mantenerla encerrada dentro de nosotros. Esta tiene que expresarse, llenar todas las áreas de nuestras vidas y desbordarse a nuestras relaciones con los demás. En resumen, no podemos sentirnos verdaderamente alegres en el interior y estar de mal humor en el exterior. No podemos guardar para nosotros mismos el amor y la alegría que nos llenan cuando disfrutamos de una comunión genuina con Dios. Estas son cosas que brotan de nosotros y llegan a otros. Y estamos emocionados de amar a Dios y servir a los demás. Todo lo que podemos hacer para beneficiar a otras personas nos alegra y compartimos toda su felicidad.

Cuando el descanso y la alegría de Dios llenan nuestros corazones, ya no estamos llenos de prepotencia. Pablo advierte contra este tipo de orgullo: «El que se cree ser algo, no siendo nada, a sí mismo se engaña» (Gálatas 6:3). En cambio, permitimos que la instrucción de Pablo se refleje a través de nuestros corazones descansados para poner a los otros en primer lugar.

> No hagan nada por egoísmo o vanidad; más bien, con humildad consideren a los demás como superiores a ustedes mismos. Cada uno debe velar no solo por sus propios intereses, sino también por los intereses de los demás.
>
> — Filipenses 2:3-4, nvi

También encontramos gran alegría en el servicio. Salmos 100:2 habla de servir a Dios con alegría. Otras versiones dicen que debemos adorarlo «con regocijo» (NVI). ¡Cuánto más fácil y más agradable es el servicio si lo llevamos a cabo con regocijo y alegría! Este constituye un placer para nosotros, no meramente una obligación. Y esa alegría nos da la fuerza para el servicio, para hacer el trabajo bien.

¿Recuerda a María y Marta? Mientras que María disfrutaba sentada en la presencia de Jesús, Marta se mantenía ocupada apurándose para preparar una comida. Cuando estamos llenos de alegría, ya no somos como Marta. Nos hemos convertido en personas como María en nuestros corazones, manteniéndonos enfocados en nuestro amor por Jesús. Todavía podemos trabajar duro, pero nuestras tareas se realizan con alegría, por el deseo de tener un buen desempeño, no solo por la necesidad de hacer las cosas.

Sin importar lo que hagamos, debemos darnos cuenta de que nos estamos alineando con Dios y no solo tratando de trabajar con nuestras propias fuerzas. Estamos obrando la voluntad de Dios debido a una cercanía con Él en la cual permanecemos entregados a su voluntad.

A medida que nos deleitamos en el Señor Jesús como nuestra porción principal en la vida, somos capaces de ser partícipes de la felicidad de los demás: sus atributos internos y su prosperidad externa.

Señor, déjame siempre encontrar mi paz, alegría y descanso enfocado en el Calvario. Permite que la paz y la alegría estén siempre dentro de mi corazón.

PREGUNTAS DE DISCUSIÓN

Mientras lee este libro, ¿ha dejado de buscar en otros lugares la alegría y ha comenzado a buscar el descanso y el gozo que se encuentran solo en Jesús? Describa cómo esto ha afectado la ansiedad o la depresión que estaba experimentando antes de leer este libro.

Ya que la risa lo libera del estrés, la ira y la preocupación, ¿cómo puede ser más intencional para asegurarse de que se ría a diario? ¿Disfrutando el humor que las situaciones divertidas de la vida provocan? ¿Escuchando a amigos que experimentan situaciones divertidas? ¿Eligiendo mirar el lado menos serio de la vida?

Cuidar de los demás definitivamente puede desviar la atención de sus propios problemas y ayudar a aliviar la depresión y la ansiedad. Enumere algunas formas en que comenzará a atender las necesidades de la vida de otra persona esta semana.

CAPÍTULO 11

ALEGRÍA
Y PAZ

BRAHAM ERA UN hombre viejo cuando nació su hijo Isaac. Dios le había prometido a Abraham que sería el padre de una gran nación. Y después de atravesar la gran prueba de esperar hasta que ya esa promesa parecía imposible de cumplir, llegó Isaac. Entonces, luego de unos años de disfrutar a este hijo que representaba el cumplimiento de la promesa de Dios de darle un heredero, Él le dijo a Abraham que ofreciera a Isaac como un holocausto. ¿Puede usted imaginarlo? Se le estaba pidiendo a Abraham que sacrificara a su hijo, su promesa recibida de parte del Señor, a fin cumplir todas las promesas de Dios para el futuro. Sin embargo, Abraham confió en Dios. Tomó a Isaac, un cuchillo, algo de leña y fuego y subió al monte Moriah, exactamente como Dios le había dicho que hiciera.

Considere su obediente respuesta a este impensable mandato del Señor. Abraham no cuestionó a Dios, sino que se sometió a su petición e hizo rápidamente lo que Él le ordenó. No les pidió consejo a otros. Ni siquiera sabemos si le informó a su esposa, Sara, la madre de Isaac. Resolvió todos los detalles del viaje y partió. Y aunque tardó tres días en llegar al lugar al que Dios lo dirigió, aun así Abraham no dudó de Él. Siguió adelante con fe, sabiendo que Dios proveería la respuesta para su dolor si lo obedecía. (Véase Génesis 22.)

Abraham se abandonó con fe a Dios por completo. Se entregó totalmente a su voluntad. Él estaba dispuesto a hacer lo que Dios le pidiera, sabiendo que el Señor proporcionaría la respuesta.

Por la fe Abraham, que había recibido las promesas, fue puesto a prueba y ofreció a Isaac, su hijo único, a pesar de que Dios le había dicho: «Tu descendencia se establecerá por medio de Isaac». Consideraba Abraham que Dios tiene poder hasta para resucitar a los muertos, y así, en sentido figurado, recobró a Isaac de entre los muertos.

— Hebreos 11:17-19, nvi

En uno de sus sermones, C. H. Spurgeon citó siete bendiciones que recibió Abraham a través de su obediencia a esta prueba de su fe.[1] Primero, la prueba fue cancelada, e Isaac no sufrió daños. Segundo, Abraham recibió la más alta aprobación de Dios por no negarle nada. Tercero, Abraham vio a Dios bajo una nueva luz, como alguien que estaría dispuesto a sacrificar a su propio Hijo, Jesús, por nuestros pecados. Cuarto, se reveló más de la naturaleza de Dios. Llegó a ser conocido como Jehová-jireh, el Dios que provee. Quinto, Dios confirmó su pacto con Abraham, porque este último demostró ser fiel a cualquier precio. Sexto, Dios le reafirmó su promesa a Abraham con respecto a su descendencia. «Te bendeciré, y multiplicaré tu descendencia como las estrellas del cielo y como la arena que está a la orilla del mar» (Génesis 22:17). Y finalmente, Dios le dio a Abraham una bendición notable y personal que es tal vez mayor que cualquier bendición que se haya dado: una bendición prometida a todas las naciones de la tierra.

En tu simiente serán benditas todas las naciones de la tierra, por cuanto obedeciste a mi voz.

— Génesis 22:18

Imagine la alegría de Abraham cuando bajó del monte con Isaac. Su alma debe haber estado llena de entusiasmo, triunfo, alabanza y gloria. ¡Dios lo hizo! ¡Dios es fiel! ¡Aleluya! Abraham debe haber estado asombrado y lleno de gozo: el gozo de adorar a Jehová-jireh, el Dios que provee. Abraham no tuvo que ofrecer a su hijo. El Señor era su proveedor.

Es difícil evaluar la profundidad del descanso y la confianza existentes en la relación íntima que Abraham tuvo con Dios. Nosotros debemos abandonarnos a Dios de la misma manera en toda circunstancia. Debemos creer en la mitad *jireh* del nombre del

Señor, Jehová-jireh. ¡Debemos creer que el Señor proveerá todo! En su gran amor, Dios nos restaurará de nuestra cautividad y nos hará exclamar con alegría las maravillas de sus obras en nuestras vidas.

Cuando Jehová hiciere volver la cautividad de Sion, seremos como los que sueñan. Entonces nuestra boca se llenará de risa, y nuestra lengua de alabanza; entonces dirán entre las naciones: Grandes cosas ha hecho Jehová con éstos. Grandes cosas ha hecho Jehová con nosotros; estaremos alegres.

— Salmos 126:1-3

Esta es la alegría de la fe abandonada. Abraham subió al monte Moriah lleno de fe. Y regresó del monte rebosante de alegría. Podemos enfrentar los «montes» desafiantes de nuestras propias experiencias de la misma manera: subiendo con fe en nuestros corazones y regresando llenos de alegría por la provisión fiel de Dios.

Hace más de cien años, C. H. Spurgeon predicó un hermoso sermón basado en Romanos 15:13. Me encanta cómo Spurgeon vinculó a la paz y la alegría en ese poderoso mensaje. Él dijo: «La paz es la alegría descansando, y la alegría es la paz bailando. La alegría exclama hosanna ante el Bien Amado, pero la paz inclina su cabeza sobre su pecho».[2] La paz y la alegría se equilibran maravillosamente, porque se equilibran en el Calvario. No hay nada que podamos hacer para crear ese equilibrio. Debemos estar enfocados en Cristo y el Calvario, teniendo fe en Él y no en nosotros mismos.

Dos cualidades piadosas que vemos constantemente en la vida de los primeros cristianos son su amor por Cristo y su alegría en Cristo. Estos brotan del amor de Dios por nosotros y de su deleite en nosotros. Por esta fuerza interior, los primeros cristianos abandonaron todas sus cosas materiales, renunciaron a todo lo que les era querido y enfrentaron todo tipo de sufrimiento. ¿Qué sucedió? Bueno, el mundo pensó que estaban locos. Fueron encarcelados, torturados y asesinados. Sin embargo, eso no impidió que otros continuaran la misión de compartirle el amor de Cristo al mundo. La llama de la verdad de Dios se mantuvo ardiendo brillantemente.

Estos primeros creyentes experimentaron un gozo inefable en su relación con Cristo. Ellos amaban tanto a Dios que ya no veían la vida ni respondían a las dificultades con los ojos físicos. Las perlas de la majestad de Dios se convirtieron en sus ojos, y vieron no como el mundo lo hacía, sino que percibieron la vida eterna a medida que Dios les infundía su vida. Observaron lo invisible, el cielo, la eternidad. Amaron a Jesucristo porque lo vieron con los ojos de sus corazones, mientras que el mundo no lo vio.

> Ustedes lo aman a pesar de no haberlo visto; y, aunque no lo ven ahora, creen en él y se alegran con un gozo indescriptible y glorioso, pues están obteniendo la meta de su fe, que es su salvación.
>
> — 1 Pedro 1:8-9, nvi

Al igual que estos primeros creyentes, podemos experimentar un encuentro transformador en medio de la alegría y la majestad de Dios cuando fijamos nuestros corazones y ojos en Él. Podemos ver lo que Él ve, y nuestros corazones pueden sentir lo que Él siente. Podemos adorarlo y estar profundamente conectados en nuestro corazón a su amor y su alegría. Entonces tendremos una unión y una comunión más verdaderas y profundas con Dios: en acción de gracias, oración, servicio, felicidad, regocijo y alabanza.

Jeremías nos enseña uno de los elementos indispensables de la verdadera alegría espiritual: la alegría que proviene de digerir la Palabra de Dios. «Fueron halladas tus palabras, y yo las comí; y tu palabra me fue por gozo y por alegría de mi corazón; porque tu nombre se invocó sobre mí, oh Jehová Dios de los ejércitos» (Jeremías 15:16). Dios nos habla por medio de su Palabra. Él obra vida renovada en nosotros mediante el poder creativo de su Palabra. Reaviva nuestra alegría a medida que escuchamos su voz en la Palabra de Dios siendo tan real como su voz desde el cielo. El Espíritu nos aviva, y experimentamos la verdadera comunión con el Dios vivo.

La aplicación práctica que debemos hacer es tomar la decisión de memorizar la Palabra de Dios. Lo que no memoricemos no lo utilizaremos. Utilizamos la Palabra meditando en ella durante todo el día, a lo largo de todas nuestras actividades diarias. La utilizamos en la oración y compartiendo una palabra oportuna con otros. En muchos sentidos, la Palabra «digerida» en nuestros corazones hace que la alegría y el rendimiento broten en nuestra vida. ¡Coma la Palabra como lo hizo Jeremías, y hallará la alegría y el regocijo de su corazón!

LOS CORAZONES CREYENTES PUEDEN REALMENTE ALEGRARSE

Cuando creemos verdaderamente, depositando nuestra confianza en Dios, podremos regocijarnos con alegría, tanto indescriptible como llena de gloria. La verdadera fe implica recibir la Palabra de Dios y descansar en su redención. La verdadera fe implica escuchar la Biblia no como la palabra del hombre, sino como la Palabra de Dios que tiene el poder de salvar nuestras almas (Santiago 1:21). Esa fe implica experimentar la realidad de las palabras de Jesús.

Mis ovejas oyen mi voz, y yo las conozco, y me siguen.

— JUAN 10:27

La verdadera fe conlleva un trato de persona a persona con Dios. No hay nada más vacío que una pretensión superficial de creer en Dios, sin tener realmente la fe como la mayor pasión de nuestro corazón. La verdadera fe incluye una humildad y un arrepentimiento que reciben la bendición de Jesús derramada sobre nuestra cabeza y en nuestro corazón.

Bienaventurados los pobres en espíritu, porque de ellos es el reino de los cielos. Bienaventurados los que lloran, porque ellos recibirán consolación.

— MATEO 5:3-4

Cuando creemos las promesas de Dios desde lo más profundo de nuestro corazón, las cosas que Dios promete se convierten en nuestras. Somos perdonados y podemos escucharle decir lo mismo que Jesús le dijo al hombre que bajó a través del techo hasta sus pies.

Ten ánimo, hijo; tus pecados te son perdonados.

— MATEO 9:2

La verdadera fe implica un alma inquisitiva que pregunta: «Señor, ¿te preocupas por los leprosos? ¿Estás dispuesto a limpiarlos?». Jesús responde: «Estoy dispuesto; sean limpios». Por la fe poseemos las promesas de Dios y su cumplimiento. Pablo escribió la promesa más amplia y abarcadora de todas.

Y seré para vosotros por Padre, y vosotros me seréis hijos e hijas, dice el Señor Todopoderoso.

— 2 CORINTIOS 6:18

Esto se refleja en lo que Dios le dijo a Abraham.

Yo soy tu escudo, y tu galardón será sobremanera grande.

— GÉNESIS 15:1

Cuando tenemos fe verdadera, podemos decir con Jeremías: «Mi porción es Jehová» (Lamentaciones 3:24). La fe escucha a Dios hablarnos personalmente a través de su Palabra por medio del poder del Espíritu Santo: «No te desampararé, ni te dejaré [...] Con amor eterno te he amado [...] No temas, porque yo estoy contigo» (Hebreos 13:5; Jeremías 31:3; Isaías 43:5). ¿Es de extrañar que la alegría llene el corazón e inunde el alma de quien cree la Palabra de Dios? Cuando realmente interiorizamos estas promesas y creemos que son verdaderas para nosotros, nos regocijamos. Se nos promete una alegría que el mundo no puede dar ni tampoco puede quitar.

La esencia de vivir una vida entregada y descansada se puede resumir en esta oración: *¡No puedo hacerlo sin ti, Jesús!* Necesitamos morir a nuestra perspectiva egoísta de la vida hasta que lleguemos a ese punto. Necesitamos lo que A. W. Tozer llamó una «conquista divina del alma».[3] Dios debe llevarnos a ver que no tenemos nada más en lo que confiar excepto Él. Todo está en manos del Hijo de Dios. «El Padre ama al Hijo, y todas las cosas ha entregado en su mano» (Juan 3:35). Cuando asumimos esa actitud ante Dios, podemos decir con David: «En tu mano encomiendo mi espíritu», y «En tu mano están mis tiempos» (Salmos 31:5, 15). Esta es una gran oración matutina de entrega y dependencia: *¡No puedo hacerlo sin ti, Jesús!*

¿Hemos sido llevados en nuestro caminar con Dios a un lugar en el que esta oración es una verdadera expresión de debilidad personal y confianza en la fortaleza del Señor? ¿Es así como empezamos nuestro día y lo repetimos con frecuencia a lo largo de nuestra jornada diaria? Este es el Espíritu de Dios obrando en nosotros, reviviéndonos, animándonos y haciéndonos más como Jesús, que dependía totalmente del Padre celestial. Esta es la obra continua del Reino de Dios en su vida como creyente.

¡Señor, sustenta nuestra fe y fortalece nuestra alegría! Permite que el misterio, el romance y el gozo de abandonarnos totalmente a la gracia de Dios nos cautiven con Él ahora y para siempre.

PREGUNTAS DE 🌿DISCUSIÓN

Anote los momentos en que Dios le haya sido fiel. Lea esto cuando se sienta deprimido o ansioso.

Este capítulo enumera algunos versículos bíblicos sobre la alegría. Escriba su propia lista de versículos aquí y memorícelos.

Escriba una oración de compromiso para entregar por completo su vida al cuidado de Dios. Usted puede confiar en Él. Permita que su paz que sobrepasa todo entendimiento llene su corazón y su mente, y elimine toda depresión y ansiedad al depositar su confianza plena en Él.

NOTAS

PREFACIO

1. *Westminster Shorter Catechism* 1, http://www. westminsterconfession.org/confessional-standards/the-westminster-shorter-catechism.php.

INTRODUCCIÓN

1. Oswald Chambers, *If Ye Shall Ask* (Londres: Simpkin Marshall, 1937), según se cita en Oswald Chambers, *Oswald Chambers: The Best From All His Books*, vol. 1 (Nashville: Oliver Nelson, A Division of Thomas Nelson Publishers, 1987), p. 250.

2. Henry Scougal, *The Life of God in the Soul of Man* (Nueva York: Cosimo Classics, 2007). Existe una versión en español con el título *La vida de Dios en el alma del hombre*.

3. Jonathan Edwards, *A Treatise Concerning Religious Affections* (Grand Rapids, MI: Christian Classics Ethereal Library, 1746), https://www.ccel.org/ccel/edwards/affections.html.

CAPÍTULO 1

1. Véase por ejemplo: Chris Woolston, «Illness: The Mind-Body Connection», *HealthDay*, actualizado el 1 de enero de 2019, http://blueprint.bluecrossmn.com/topic/depills; «Breast Cancer and Depression», Artemis, consultado el 13 de febrero de 2019, www.hopkinsbreastcenter.org/artemis/200011/feature7.html; Chris Woolston, «Depression and Heart Disease», Blue Cross and Blue Shield of Minnesota, actualizado el 26 de marzo de 2003, https://web.archive.org/web/20030415213655/http://blueprint.bluecrossmn.com/topic/depheart.

2. «Mental Health: A Report of the Surgeon General», Servicio de Salud Pública de los Estados Unidos, 1999, capítulo 1, https://web.archive.org/web/20000303220041/www.surgeongeneral.gov/Library/MentalHealth/chapter1/sec1.html#mind_body.

3.   William Collinge, «Mind/Body Medicine—The Dance of Soma and Psyche», *HealthWorld Online*, consultado el 13 de febrero de 2019, http://www.healthy.net/Health/Article/Mind_Body_Medicine/1949.

4.   Andrew Newberg, Eugene D'Aquili y Vince Rause, *Why God Won't Go Away: Brain Science and the Biology of Belief* (Nueva York: Ballantine Books, 2002), https://books.google.com/books?id=ho-CR6B-DjV8C&.

5.   Daniel E. Fountain, MD, *God, Medicine, and Miracles* (Wheaton, IL: Harold Shaw Publishers, 1999), p. 10, https://books.google.com/books?id=_k0fjxQyWv8C&. Existe una edición en español con el título *Dios, medicina y milagros*.

6.   W. Douglas Brodie, MD, «The Cancer Personality: Its Importance in Healing», W. Douglas Brodie, MD, 2003, https://web.archive.org/web/20030604022618/www.drbrodie.com/cancer-personality.htm.

7.   Collinge, «Mind/Body Medicine—The Dance of Soma and Psyche».

8.   «Oswald Chambers Quotes», Goodreads, consultado el 13 de febrero de 2019, https://www.goodreads.com/quotes/173548-faith-is-deliberate-confidence-in-the-character-of-god-whose.

CAPÍTULO 2

1.   C. H. Spurgeon, «A Round of Delights, No. 1384», Metropolitan Tabernacle Pulpit, 11 de noviembre de 1877, https://www.spurgeongems.org/vols22-24/chs1384.pdf.

2.   C. S. Lewis, *Surprised by Joy: The Shape of My Early Life* (Nueva York: Harcourt Brace, 1955). Existe una edición en español con el título *Sorprendido por la alegría*.

3.   *Merriam-Webster*, s.v. «relinquish» [renunciar], consultado el 14 de febrero de 2019, https://www.merriam-webster.com/dictionary/relinquish.

4.   John Wesley, *The Journal of John Wesley* (Chicago: Moody Press, 1951), https://www.ccel.org/ccel/wesley/journal.txt.

5.   C. S. Lewis, *The Weight of Glory* (Grand Rapids, MI: Zondervan, 2001), p. 26, https://books.google.com/books?id=WNTT_8NW_qwC&dq=The+Weight+of+Glory+and+Other+Addresses&source=gbs_navlinks_s. Existe una edición en español con el título *El peso de la gloria*.

CAPÍTULO 3

1. Terry Lindvall, «Joy and Sehnsucht: The Laughter and Longings of C.S. Lewis», *Mars Hill Review* 8 (verano de 1997), pp. 25-38, http://www.leaderu.com/marshill/mhr08/hall1.html.

CAPÍTULO 4

1. Charles Swindoll, *Laugh Again* (Dallas, TX: Word Books, 1992). Existe una edición en español con el título *Sonríe otra vez*.

2. Owen Milton, *Christian Missionaries* (Bryntirion, Wales: Evangelical Press, 1995), p. 69.

3. John H. Sammis, «Trust and Obey», 1887, http://www.simusic.com/worship/hymns/.

4. C. H. Spurgeon, *Autobiography* (Edinburgh: Banner of Truth Trust, 1962).

5. Tony Evans, *The Fire That Ignites* (Sisters, OR: Multnomah Publishers, 2003), p. 10. Existe una edición en español con el título *El fuego que nos impulsa*.

6. Richard Baxter, *The Saints' Everlasting Rest* (Lafayette, IN: Sovereign Grace Publishers, 2000), p. 19, https://books.google.com/books?id=utfTVVO0C-IC&printsec=frontcover&source=gbs_ge_summary_r&cad=0#v=onepage&q&f=false. Existe una edición en español con el título *El reposo eterno de los santos*.

CAPÍTULO 5

1. Earl Palmer, «The Christian Cure for Fatigue», Earl Palmer Ministries, 1996, http://www.earlpalmer.org/wp-content/uploads/2018/02/Fatigue.pdf.

2. Biografía en «James Hudson Taylor: Founder of the China Inland Mission», Wholesome Words, consultado el 15 de febrero de 2019, http://www.wholesomewords.org/missions/biotaylor4.html.

CAPÍTULO 6

1. Blue Letter Bible, s.v. «*shalowm*», consultado el 15 de febrero de 2019, https://www.blueletterbible.org/lang/lexicon/lexicon.cfm?t=kjv&strongs=h7965.

2. Merriam-Webster, s.v. «covet» [codiciar], consultado el 15 de febrero de 2019, https://www.merriam-webster.com/dictionary/covet.

CAPÍTULO 7

1.   Blue Letter Bible, s.v. «*'Iy-kabowd*», consultado 15 de febrero de 2019, https://www.blueletterbible.org/lang/lexicon/lexicon.cfm?t=kjv&strongs=h350.

CAPÍTULO 9

1.   John Piper, *Desiring God: Meditations of a Christian Hedonist* (Colorado Springs, CO: Multnomah Books, 1986), https://books.google.com/books?id=JZiGwLCdE7wC&printsec=frontcover&dq=Desiring+god&hl. Existe una edición en español con el título *Sed de Dios*.
2.   Jonathan Edwards, *The Works of Jonathan Edwards* (Londres: William Ball, 1839).
3.   Edwards, *A Treatise Concerning Religious Affections*.
4.   Lewis, *Surprised by Joy*.
5.   Piper, *Desiring God*; John Piper, *The Pleasures of God: Meditations on God's Delight in Being God* (Sisters, OR: Multnomah Publishers, 1991), https://books.google.com/books?id=YQoJyFlm3A-4C&printsec=frontcover&dq=The+Pleasures+of+God&hl. Existe una edición en español con el título *Los deleites de Dios*.
6.   Scougal, *The Life of God in the Soul of Man*.
7.   *Westminster Shorter Catechism* 1.

CAPÍTULO 10

1.   Lewis, *Surprised by Joy*.
2.   Lewis, *Surprised by Joy*.
3.   Edwards, *The Works of Jonathan Edwards*.
4.   Edwards, *The Works of Jonathan Edwards*.

CAPÍTULO 11

1.   Spurgeon, *Autobiography*.
2.   Spurgeon, *Autobiography*.
3.   A. W. Tozer, *The Divine Conquest* (Old Tappan, Nueva Jersey: Fleming H. Revell Co., 1950). Existe una edición en español con el título *La conquista divina*.

ACERCA
DEL AUTOR

E L DR. JAMES P. Gills, MD, recibió su título de médico en el Centro Médico de la Universidad Duke en 1959. Llevó a cabo su residencia en oftalmología en el Instituto de Oftalmología Wilmer de la Universidad Johns Hopkins de 1962 a 1965. El Dr. Gills fundó el Instituto de Cataratas y Láser de St. Luke en Tarpon Springs, Florida, y ha realizado más cirugías de cataratas e implantes de lentes que cualquier otro cirujano ocular del mundo. Desde que estableció su práctica en Florida en 1968, ha estado firmemente comprometido a adoptar nuevas tecnologías y perfeccionar las últimas técnicas de cirugía de cataratas. En 1974, se convirtió en el primer cirujano ocular de los Estados Unidos en dedicar su práctica al tratamiento de cataratas mediante el uso de lentes intraoculares. El Dr. Gills ha sido reconocido en Florida y todo el mundo por sus logros profesionales y su compromiso personal de ayudar a los demás. Ha sido considerado por los lectores de *Cataract & Refractive Surgery Today* como uno de los cincuenta mejores líderes de opinión en cuanto a cataratas y refractivos.

Como oftalmólogo de renombre mundial, el Dr. Gills ha recibido innumerables premios médicos y educativos y ha sido incluido en la lista de *Los Mejores Médicos de los Estados Unidos*. Como profesor clínico de oftalmología en la Universidad del Sur de la Florida fue nombrado por los líderes académicos oftalmológicos de todo el país como uno de los mejores oftalmólogos de los Estados Unidos en 1996. Se ha desempeñado en la junta directiva del Colegio Estadounidense de Cirujanos Oculares, la junta de visitantes del Centro

Médico de la Universidad Duke, y la junta de asesores del Instituto de Oftalmología Wilmer en la Universidad Johns Hopkins.

Si bien el Dr. Gills tiene muchos logros e intereses variados, su enfoque principal es restaurar la visión física de los pacientes y brindar iluminación espiritual a lo largo de su vida. Guiado por su fe fuerte y perdurable en Jesucristo, busca animar y consolar a los pacientes que vienen a St. Luke y compartir su fe siempre que sea posible. Fue con el fin de compartir sus ideas con los pacientes que inicialmente comenzó a escribir sobre temas cristianos. Siendo un ávido estudiante de la Biblia durante muchos años, ha escrito numerosos libros sobre la vida cristiana, con más de nueve millones de ejemplares impresos. Con la excepción de la Biblia, los libros del Dr. Gills son quizás los más solicitados en el sistema penitenciario de los Estados Unidos. Han sido suministrados a más de dos mil prisiones y cárceles, incluidas todas las instalaciones del corredor de la muerte en la nación. Además, el Dr. Gills ha publicado más de ciento noventa y cinco artículos médicos y es autor o coautor de diez libros de referencia médica. Seis de esos libros fueron éxitos de ventas en las reuniones anuales de la Academia Estadounidense de Oftalmología.

¿DISFRUTÓ ESTE LIBRO?

En Love Press nos complacerá saber de usted si *La prescripción de Dios para la depresión y la ansiedad* ha tenido un efecto en su vida o la vida de sus seres queridos.

Envíe sus cartas a:
Love Press
P.O. Box 1608
Tarpon Springs, FL 34688-1608

Made in United States
Orlando, FL
26 July 2022

20208834R00072